JN187570

ここが 知りたい！

# 高齢者
# 糖尿病診療
# ハンドブック

［監修］
千葉大学大学院医学研究院細胞治療内科学教授 **横手幸太郎**

［編著］
三咲内科クリニック院長 **栗 林 伸 一**
船橋市立医療センター代謝内科部長 **岩 岡 秀 明**

中外医学社

## 執筆者一覧 (執筆順)

| | |
|---|---|
| 竹 本　　稔 | 国際医療福祉大学医学部糖尿病・代謝・内分泌内科主任教授 |
| 山 本 恭 平 | 千葉市立青葉病院院長 |
| 岩 岡 秀 明 | 船橋市立医療センター代謝内科部長 |
| 栗 林 伸 一 | 三咲内科クリニック院長 / 理事長 |
| 上 野 秀 樹 | 千葉大学医学部附属病院地域医療連携部特任准教授 / 敦賀温泉病院 |
| 石 川 崇 広 | 千葉大学医学部附属病院高齢者医療センター特任助教 |
| 横手幸太郎 | 千葉大学大学院医学研究院細胞治療内科学教授 |
| 小 倉 香 名 | 千葉大学医学部附属病院臨床栄養部 |
| 工藤値英子 | 神奈川歯科大学大学院歯学研究科口腔機能修復学講座歯周病学分野講師 |
| 三 辺 正 人 | 神奈川歯科大学大学院歯学研究科口腔機能修復学講座歯周病学分野教授 |
| 長 阪 裕 子 | 浦和大学総合福祉学部特任講師 / 三咲内科クリニック健康運動指導士 |
| 坂 根 直 樹 | 京都医療センター臨床研究センター予防医学研究室長 |
| 高 林 克 已 | 千葉大学名誉教授 / 三和病院顧問 |
| 荒 木　　厚 | 東京都健康長寿医療センター内科総括部長<br>(糖尿病・代謝・内分泌内科) |
| 岡　　怜 奈 | 東邦大学医療センター佐倉病院糖尿病・内分泌・代謝センター |
| 龍 野 一 郎 | 東邦大学医療センター佐倉病院糖尿病・内分泌・代謝センター教授 |
| 関　　直 人 | 国立病院機構千葉東病院臨床研究部・糖尿病研究室長 /<br>糖尿病センター長 |
| 松 尾　　哲 | 元成田赤十字病院糖尿病・内分泌代謝内科部長 |
| 三 村 正 裕 | 千葉労災病院糖尿病・内分泌内科部長 |
| 藤 原 敏 正 | 千葉県済生会習志野病院診療部長 |
| 内 田 大 学 | ほたるのセントラル内科院長 |
| 佐々木憲裕 | 日産厚生会佐倉厚生園病院副院長 |
| 髙 瀨 義 昌 | たかせクリニック理事長 |

# はじめに

　「高齢者は75歳以上」という新しい定義が提案され話題になった．国民の4人に一人が65歳以上となり少子超高齢社会と呼ばれる日本だが，高齢者の多くは10〜20年前に比べて体力や考え方が若返っているとされる．一方，加齢に伴う認知・身体機能の低下は誰しも避けることができず，その状況は人それぞれで多様となる．特に糖尿病は，全患者数の約半分を高齢者が占めるとされ，認知・身体機能の低下がその管理を難しくし，合併症を生じればさらに機能が落ちてしまうという性質をもつ．

　「子どもは小さな大人ではない」という理由から小児科という専門診療科が存在する．大人はいくら歳をとっても大人に違いないが，75歳，80歳と齢を重ねるにつれ，若年者とは異なる様々な身体的特性や病態を示すようになる．真の健康長寿社会を実現するためには，我々医師・医療従事者がもっと高齢患者の特徴を知り，好適な治療の手法を身に付ける必要があるといえよう．

　このような考え方と軌を一にして，日本糖尿病学会と日本老年医学会は，高齢者糖尿病の治療の質向上のための合同委員会を設置，2016年に「高齢者糖尿病の血糖コントロール目標」を提案した．そして，本年，「高齢者糖尿病診療ガイドライン」が公表される予定である．本書は，この合同委員会によるガイドライン（以下，ガイドラインと略）とは独立して執筆された．ガイドラインが，最新かつ膨大なエビデンス（Evidence）に基づいて高齢者糖尿病診療のあり方を客観的に指し示すのに対し，こちらはエビデンスを大切にしつつも，主として第一線で働く糖尿病専門医の経験（Experience）を重視したことに最大の特徴がある．

　本書は，実践的な診療ガイドブックとして好評を博している「ここが知りたい！糖尿病診療ハンドブックVer.3（岩岡秀明，栗林伸一，編）」の姉妹書である．その長所を受け継ぎ，重要なポイントを「ここが重要！」として冒頭に，特にしてはいけないこと・注意すべきことを「これはご法度」として該当箇所にまとめた．さらに，各項目に「症例呈示」を行い，典型例や教訓的な事例をわかりやすく記載，主要症候からのアプローチや鑑別診断を重視

し，ポイントを具体的に学べるようにした．検査とその数値に関する基本的な知識も，コンパクトに理解しやすく整理して提供するよう工夫してある．

　本書は沢山の方々のご尽力により出版された．中でも企画段階から中心的な役割を果たし，糖尿病診療に対して人一倍の熱意を持ち，多くの医師・医療スタッフに影響を与えた松尾 哲先生のお名前を記したい．松尾先生の遺志を継ぎ，本書が第一線臨床医の感覚に基づく高齢者糖尿病診療のエッセンスを集約した手引きとして，多くの医師・医療スタッフのスキル向上に役立ち，患者さんの健康寿命延伸に資することを心から願う次第である．

　　　　平成 29 年 4 月

横手幸太郎

# 目　次

| 第1章　総論 | 1 |

## ■1. 糖尿病患者の高齢化問題（高齢者の糖尿病診療概論）
〈竹本　稔〉　1
- 1. 高齢者糖尿病患者数 …………………………………………………… 2
- 2. 高齢者糖尿病患者の特徴（総論） ……………………………… 3
- 3. 高齢者糖尿病患者の治療と目的 ……………………………… 7

## ■2. 高齢者糖尿病の血糖コントロール目標 ………〈山本恭平〉　9
- 1. 患者の特徴や健康状態を判断（カテゴリー分類） ………… 12
- 2. 低血糖を惹起する薬剤の使用の有無 ……………………… 15
- 3. サポート体制 …………………………………………………… 16
- 4. 後期高齢者（特に 80 歳以上） …………………………… 16

| 第2章　老年症候群と高齢者糖尿病 | 18 |

## ■1. 老年症候群とは ………………………………〈岩岡秀明〉　18
## ■2. 身体的フレイル・サルコペニア・ロコモティブシンドローム
〈栗林伸一〉　22
- 1. フレイル（frailty） ………………………………………… 22
- 2. サルコペニア（sarcopenia） ……………………………… 25
- 3. ロコモティブシンドローム（locomotive syndrome） ………… 29

## ■3. 高齢者のうつと認知症 ………………………〈上野秀樹〉　31
- A. うつ病 ………………………………………………………… 31
- B. 認知症 ………………………………………………………… 34

## ■4. ADL の低下と認知症の簡単な見分け方
〈石川崇広　横手幸太郎〉　44
- 1. 高齢者糖尿病の特徴と問題点 ……………………………… 46
- 2. 包括的高齢者機能評価（CGA）とは ……………………… 47

3. BADL の評価方法 ……………………………………………… 48

4. IADL の評価方法 ………………………………………………… 48

5. 認知症の評価方法 ……………………………………………… 49

6. うつ症状の評価方法 …………………………………………… 49

7. 外来でも施行可能な総合的な機能評価 …………………… 49

8. 高齢者糖尿病において総合的機能評価を行う意義 ……… 51

## 第3章 高齢者糖尿病の対策と診療のコツ　　54

### ■1. 食事療法（咀嚼機能と嗜好の変化について，医科の立場から）
………………………………〈小倉香名　竹本 稔〉 54

1. 高齢者糖尿病と食事療法 …………………………………… 55

2. 高齢者の身体組成変化 ……………………………………… 56

3. 摂食嚥下障害 …………………………………………………… 57

4. 摂食嚥下障害を有する高齢者糖尿病患者の食事療法の
ポイント ………………………………………………………… 58

5. 嗜好の変化と食事療法 ……………………………………… 58

6. 低栄養と食事療法 …………………………………………… 61

### ■2. 口腔フレイル対策，歯科受診・治療の必要性（歯科の立場から）
………………………………〈工藤値英子　三辺正人〉 65

1. 口腔フレイルとは ……………………………………………… 68

2. 高齢者糖尿病における口腔フレイルに関わる問題点 ……… 69

3. 高齢者における口腔フレイル予防対策 …………………… 70

### ■3. 運動療法（サルコペニア・ロコモ対策として高齢者に
勧められる運動療法について）…………〈長阪裕子　栗林伸一〉 73

1. 運動療法・身体活動の意義と目的 ………………………… 75

2. 運動療法を行う前に必要な評価 …………………………… 76

3. 高齢者に運動療法を勧める際の留意点 …………………… 77

4. 運動の実際 ……………………………………………………… 79

5. よりアクティブに社会参加を！ …………………………… 84

### ■4. 高齢患者にやる気を出させるコツ………………〈坂根直樹〉 86

1. 高齢糖尿病患者に多い言い訳（心理学的抵抗）………… 87

　　　　2. 高齢者の食習慣の特徴を知る …………………………………… 89

　　　　3. 高齢糖尿病患者の心理状況の把握と対処法 ………………… 91

　　　　4. 変化ステージと行動変容の技法 ……………………………… 92

　　　　5. 高齢患者のやる気を引き出す方法 …………………………… 93

■ 5. 重要な感染症とその際の血糖コントロール，感染防止策

　　　　 ……………………………………………………〈岩岡秀明〉 95

　　　　1. 高齢糖尿病患者で重要な感染症 ……………………………… 95

　　　　2. 感染症時の血糖コントロール ………………………………… 96

　　　　3. 糖尿病患者の感染防止策 ……………………………………… 97

■ 6. End of Life ………………………………………〈高林克日己〉 99

　　　　1. 超高齢社会と在宅診療 ……………………………………… 100

　　　　2. 糖尿病とエンドオブライフ ………………………………… 101


## 第4章　高齢者糖尿病の薬剤管理　　　　108

■ 1. 高齢者，特に認知症における薬剤管理 ……………〈荒木 厚〉 108

　　　　1. 高齢者糖尿病と認知症 ……………………………………… 110

　　　　2. 血糖コントロールと認知機能障害，認知症 ………………… 111

　　　　3. 認知症の診断と治療 ………………………………………… 112

　　　　4. 認知症合併の高齢者糖尿病の薬物治療 …………………… 116

　　　　5. 認知症合併の高齢者糖尿病の血糖コントロール目標 ……… 116

　　　　6. 認知症合併の高齢者糖尿病の教育（食事・運動など）…… 117

■ 2. 低血糖防止のための薬剤管理と注意点　〈岡 怜奈　龍野一郎〉 120

■ 3. 腎機能低下時の薬剤管理 ……………………………〈関 直人〉 126

　　　　1. 高齢者糖尿病患者の腎機能とその評価 …………………… 127

　　　　2. 糖尿病治療薬を処方する際の注意 ………………………… 128

■ 4. 高齢1型糖尿病の治療と薬剤管理 …………………〈松尾 哲〉 136

　　　　1. 高齢者1型糖尿病の臨床像は多様（個別対応が重要！）…… 139

　　　　2. 高齢者1型糖尿病の管理とコントロールの目標 ………… 139

　　　　3. 高齢者1型糖尿病と認知症 ………………………………… 140

　　　　4. 高齢者1型糖尿病の治療法の選択とコントロール ……… 145

　　　　5. 高齢者1型糖尿病でその他に注意すべきこと ……………… 147

## 第5章 様々な現場における問題点と対処のコツ　150

■1. 入院管理での問題点と対処のコツ……………………〈三村正裕〉 150
- 1. 血糖コントロールの悪化の原因として ……………………… 154
- 2. 糖尿病教育入院と退院支援 ………………………………… 154
- 3. 薬物療法 ……………………………………………………… 155
- 4. 低血糖 ………………………………………………………… 156
- 5. 食事療法，運動療法 ………………………………………… 156
- 6. 糖尿病合併症 ………………………………………………… 156
- 7. 高齢者総合機能評価（CGA）……………………………… 158

■2. 周術期管理での問題点と対処のコツ…………………〈藤原敏正〉 161
- 1. 高齢者の栄養状態の特徴と術前評価 ……………………… 162
- 2. 抗血小板剤・抗凝固剤使用患者への対応 ………………… 163
- 3. 術後の輸液方針と経口摂取再開時期を知ること ………… 164
- 4. 術後の輸液管理の注意点 …………………………………… 164

■3. 外来管理での問題点と対処のコツ……………………〈内田大学〉 166
- 1. 日本人糖尿病の死因から見た外来管理での注意点 ……… 167
- 2. 糖尿病と癌の疫学 …………………………………………… 168
- 3. 糖尿病患者の癌予防のための生活指導 …………………… 169
- 4. 糖尿病患者の癌早期発見のコツ …………………………… 169
- 5. 糖尿病と感染症 ……………………………………………… 170
- 6. 高齢者糖尿病の感染症の注意点 …………………………… 170
- 7. 高齢者糖尿病の感染症予防のコツ ………………………… 171

■4. 介護施設管理での問題点と対処のコツ ………〈佐々木憲裕〉 172
■5. 在宅管理での問題点と対処のコツ（在宅管理の概論と
　　主な対処法）…………………………………………〈髙瀬義昌〉 178
- 1. 基本事項と留意点 …………………………………………… 181
- 2. 多剤併用からの脱却 ………………………………………… 183
- 3. チェックポイント …………………………………………… 184

索引 ……………………………………………………………………… 187

第1章 総論

# 1 糖尿病患者の高齢化問題
## （高齢者の糖尿病診療概論）

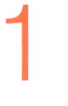

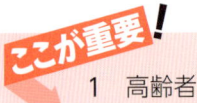

1 高齢者糖尿病患者の血糖管理を適切に行うためにも，高齢者の主要症候を評価し把握する必要がある．

2 転倒・認知症の予防のためにも極力低血糖を避けた血糖管理が重要である．

3 優先順位をつけ投与薬剤は必要最小限にすべきである．

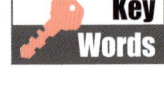 **Key Words** 高齢者糖尿病，サルコペニア，フレイル，低血糖，認知症

---

### 症例呈示

80 歳女性

〔主訴・受診目的〕血糖管理

〔既往歴〕73 歳，十二指腸潰瘍

〔家族歴〕兄・弟に糖尿病，娘に肥満

〔嗜好〕飲酒・喫煙歴なし

〔現病歴〕10 年ほど前から糖尿病と高血圧で近医にて治療を受けていたが，コントロールは不良だった．3 年前に当院物忘れ外来を紹介受診．中等度の認知症状があり，Alzheimer 病の診断（HDS-R 15/30, MMSE 17/30）にてドネペジル塩酸塩（アリセプト）5mg が開始となった．

今回，認知症があり血糖管理が困難なことより当科紹介受診となった．

〔身体所見〕身長 152cm，体重 62.3kg，BMI 27

内果振動覚: 右 0 秒，左 0 秒

下肢循環: 膝窩・足背・後頸骨動脈触知良好

歩行状態: 杖歩行で交差点を渡りきるのが困難

JCOPY 498-12378

筋力評価：握力：右 15.5kg, 左：15.6kg

骨密度：腰椎 YAM 値 111%, Z-score 2.4,

　　　　　大腿骨 YAM 98%, Z-score 2.8

四肢骨格筋指数（dual-energy X-ray absorptiometry：DEXA 法）

$$5.5\text{kg/m}^2$$

内臓脂肪面積（臍高部 CT）192cm$^2$

〔**主な検査所見**〕随時血糖 185mg/dL, HbA1c 8.0%, TP 9.0g/dL, Alb 4.7g/dL, BUN 23mg/dL, Cre 1.22mg/dL, eGFR 33.2mL/min/1.73m$^2$, T-CHO 217mg/dL, TG 503mg/dL, HDLC 37mg/dL

〔**内服薬**〕アゼルニジピン（カルブロック）8mg 朝分 1, ドネペジル塩酸塩 5mg 朝分 1, ピオグリタゾン OD 錠（アクトス）15mg 朝分 1, アログリプチン（ネシーナ）25mg 朝分 1, フェブキソスタット（フェブリック）10mg 朝分 1

〔**具体的な解説**〕10 年間の罹病期間のある高齢者糖尿病患者である．腎症 3 期，末梢神経障害あり，網膜症なし．1 度肥満症（内臓脂肪蓄積あり），脂質異常症，高血圧があり，メタボリック症候群の診断基準を満たす一方で，歩行速度，握力，筋肉量の低下がありサルコペニアを呈し，中等度以上の認知症も認めている．娘と二人暮らしであり，日中娘が仕事で外出している際にはほとんど食事を摂らないこともあるようである．中高年期は過栄養，運動不足であったことが推察されるが，今後はむしろ低栄養へと移行してゆくことが予測された．高齢者糖尿病の血糖コントロール目標 2016 ではカテゴリーⅢに分類され，HbA1c 8% 未満の緩やかな管理を今後継続するとともに，腎機能を加味しつつ標準体重あたり 1.0g/ 日の蛋白質の補給を行い，介護者の娘の協力を仰ぎつつ外来にて運動療法を導入することとした．

## 1 高齢者糖尿病患者数

　厚生労働省の発表によると平成 27 年の日本人の平均寿命は男性 80.79 歳，女性 87.05 歳とともに過去最高を更新した．平均寿命の延伸に伴い，我が国の総人口（1 億 2,708 万人，平成 26 年 10 月 1 日）に占める 65 歳以上の人の割合（高齢化率）は 26.0%（3,300 万人）に達し，2060 年には 40%

に達すると予測されている．一方で，平成25年の出生数は，102万9,816人，合計特殊出生率は1.43となっており，少子高齢化は今後も加速度的に進行する．この少子高齢化という我が国の構造的問題を克服し，未来を創るために，健康寿命のさらなる延伸は喫緊の課題である．

我が国の高齢者人口増に伴い高齢者糖尿病患者数も増加している．平成26年の「国民健康・栄養調査」によると糖尿病有病者（糖尿病が強く疑われる人）の割合は，男性で15.5%，女性で9.8%である．糖尿病は50歳を超えると増えはじめ，70歳以上では男性の4人に1人（22.3%），女性の6人に1人（17.0%）が糖尿病とみられる．海外においても米国では65歳以上の糖尿病罹病率は14%[1]，フランスでは65〜74歳の14.2%，さらに75〜79歳では男性で19.7%，女性で14.2%と報告されている．

糖尿病は最小血管障害，大血管障害などの慢性合併症に加えて，がん，認知症の発症・進展を増加させ健康寿命延伸の大きな障壁となる．したがって高齢者糖尿病患者の管理は我が国の重要な課題の一つと言えよう．

## 2 高齢者糖尿病患者の特徴（総論）

高齢者糖尿病は非高齢者の糖尿病と比較して病因・病態・治療の点で異なった特徴がある．多くの若年者糖尿病患者では，肥満（内臓脂肪蓄積）に伴うインスリン抵抗性が糖尿病の病因・病態の主体となるが，高齢者糖尿病患者では，骨格筋量の低下に伴うサルコペニア，異所性脂肪（内臓脂肪，骨格筋内脂肪など）の増加，活動量の低下，認知機能低下，精神疾患（うつ），食欲の低下に加えて，性ホルモンの動態変化やミトコンドリア機能不全，酸化ストレスや慢性炎症などが相互に作用し合い，糖尿病発症・進展に関わる．

### 1) サルコペニア

加齢に伴い骨格筋量が減少する現象はサルコペニアと称され，高齢者の身体活動能力を著しく低下させ，生活の質の低下や肥満，糖尿病の発症・進展にも深く関与する．我が国においては60歳以上の8.2%（男性8.5%，女性8.0%）にサルコペニアを認めたとの報告がある[2]．加齢に伴い，骨格筋の量的な変化に加えて，質的な変化も生じ，この変化により代謝性疾患や骨格筋障害をさらに助長するといった悪循環を生み，虚弱高齢者（Frailty：フレイル）を増やし，健康寿命延伸の大きな障壁となっている．サルコペニアの

4　第1章　総論

発症機転には様々な要因が関与することが報告されている．成因としては加齢以外の要因がない，原発性サルコペニア（加齢性サルコペニア），二次性サルコペニアとして廃用性萎縮などの身体活動性サルコペニア，心不全，腎不全といった臓器障害や炎症性疾患，悪性腫瘍，内分泌疾患による疾患性サルコペニア，さらに吸収不良，胃腸障害，蛋白摂取不足といった栄養性サルコペニアに大別される．診断は握力，歩行速度の評価を行い，両方もしくはいずれかが低下しており，DEXA 法もしくは bioelectrical impedance analysis：BIA 法で評価した骨格筋量が低下している場合に診断される[3]．

　サルコペニアの発症機転はまだ十分に明らかではないが，骨格筋の蛋白合成を促進する insulin growth factor-1（IGF-1）や性ホルモンであるテストステロンの加齢に伴う低下，蛋白質分解に関わるユビキチン - プロテアソーム経路やオートファジー経路の加齢に伴う異常，さらに加齢に伴う骨格筋再生機能低下などの関与が報告されている．

## 2) 老年症候群とフレイル

　高齢者は老年症候群を合併する．老年症候群とは高齢者に多く見られる様々な原因による疾病（症状）で，治療と同時に介護やケアを必要とするものである．摂食・嚥下障害，体重減少，関節・体の痛み，圧迫骨折，歩行障害・転倒，易感染性，認知機能障害，うつ，せん妄など 50 以上の症候が報告され，①主に急性疾患に付随する症候で，若い人と同じくらいの頻度で起きるが，対処方法は高齢者では若い人と違って工夫が必要な症候群，②主に慢性疾患に付随する症候で，65 歳の前期高齢者から徐々に増加する症候群，③75 歳以上の高齢者に急増する症候で日常生活活動度（ADL）の低下と密接な関連を持ち，介護が必要な一連の症候群の 3 つに分類される．このような多彩な症候は若年期から糖尿病を発症し高齢期を迎えた患者にとっても，高齢で発症した糖尿病患者においても糖尿病の病態を複雑にする．ゆえに高齢者糖尿病患者の血糖管理を適切に行うためには，高齢者の主要症候を評価（高齢者総合機能評価，comprehensive geriatric assessment：CGA）し把握する必要がある．CGA のスクリーニング法として CGA 7（表 1）や「認知機能障害」と「生活機能障害」を評価する簡便な指標として DASC-21（ダスク -21）（詳細は他稿，p.44）がある．

　老年症候群の合併は高齢者糖尿病患者をフレイルへと導く．フレイルとは，加齢に伴う様々な機能変化や予備能力低下によって健康障害に対する脆

**JCOPY** 498-12378

## 1. 糖尿病患者の高齢化問題（高齢者の糖尿病診療概論）　5

**表1** CGA7: 評価内容・正否と解釈・次へのステップ

| 番号 | CGA7 の質問 | 評価内容 | 正否と解釈 | 次へのステップ |
|---|---|---|---|---|
| ① | ＜外来患者＞<br>診察時に被験者の挨拶を待つ<br><br>＜入院患者・施設入所者＞<br>自ら定時に起床するか，もしくはリハビリへの積極性で判断 | 意欲 | 正：自分から進んで挨拶する<br>否：意欲の低下<br><br>正：自ら定時に起床する．またはリハビリその他の活動に積極的に参加する<br>否：意欲の低下 | Vitality<br>index |
| ② | 「これから言う言葉を繰り返して下さい（桜，猫，電車）」，「あとでまた聞きますから覚えておいて下さい」 | 認知機能 | 正：可能<br>　　（できなければ④は省略）<br>否：復唱ができない⇒難聴，失語などがなければ中等度の認知症が疑われる | MMSE・<br>HDS-R |
| ③ | ＜外来患者＞<br>「ここまでどうやって来ましたか？」<br><br>＜入院患者・施設入所者＞<br>「普段バスや電車，自家用車を使ってデパートやスーパーマーケットに出かけますか？」 | 手段的<br>ADL | 正：自分でバス，電車，自家用車を使って移動できる<br>否：付き添いが必要⇒虚弱か中等度の認知症が疑われる | IADL |
| ④ | 「先程覚えていただいた言葉を言って下さい」 | 認知機能 | 正：ヒントなしで全部正解，認知症の可能性は低い<br>否：遅延再生（近時記憶）の障害⇒軽度の認知症が疑われる | MMSE・<br>HDS-R |
| ⑤ | 「お風呂は自分ひとりで入って，洗うのに手助けは要りませんか？」 | 基本的<br>ADL | 正：⑥は，失禁なし，もしくは集尿器で自立．入浴と排泄が自立していれば他の基本的ADLも自立していることが多い<br>否：入浴，排泄の両者が×⇒要介護状態の可能性が高い | Barthel<br>index |
| ⑥ | 「失礼ですが，トイレで失敗してしまうことはありませんか？」 | | | |
| ⑦ | 「自分が無力だと思いますか？」 | 情緒・<br>気分 | 正：無力と思わない<br>否：無力だと思う⇒うつの傾向がある | GDS-15 |

〔健康長寿診療ハンドブック（原典は日老医誌. 2005; 42: 177-180 より一部改変）〕

弱性が増加した状態であり，体重減少，易疲労感，身体活動量の低下，消耗，歩行速度低下の3つ以上を有した場合と定義される．また認知機能低下といった心理・精神的フレイルや社会的サポート不足といった社会的フレイルを含めた広義の概念がある．特に高齢者糖尿病患者では先に述べたサル

コペニアの合併が重要な問題であるが，高齢者糖尿病患者にフレイルが合併することによりサルコペニアは加速する．また糖尿病は骨格筋量の減少を促進し，さらに骨格筋における異化を促進し筋肉内脂肪を増加させることが報告されている[4]．糖尿病ではう歯の増加，ドライマウス，味覚の低下による食欲低下もサルコペニアを早める．また糖尿病腎症を含めた慢性腎臓病では腎機能のステージによってフレイルのリスクを上昇させることが報告されている[5]．高齢者糖尿病患者にフレイルが合併することにより，死亡リスクも上昇する[6]．

### 3）低血糖とフレイル，認知症

糖尿病は脳血管性認知症のみならずアルツハイマー型認知症のリスク因子である．慢性的な高インスリン血症による脳内におけるインスリンシグナルの減弱は酸化ストレス，小胞体ストレス，ミトコンドリア機能不全を生じ，シナプス可塑性を障害し，タウのリン酸化，アミロイドβの産生亢進と蓄積をもたらしアルツハイマー型認知症を招く．このような慢性的な高血糖，高インスリン血症により認知機能が低下する一方で，高齢者糖尿病患者では低血糖も認知機能低下の重要なリスク因子となる．

低血糖は若年者，高齢者を問わず糖尿病を治療する上で避けるべきであるが，特に高齢者では注意を要する．低血糖はフレイルを助長し，フレイルにより低血糖が生じるといった悪循環を生む．高齢者では自律神経障害により無自覚低血糖が繰り返されることがあり，頻回の低血糖に伴う入院は高齢者の認知機能や身体機能を低下させる．認知機能の低下は糖尿病治療薬の怠薬や過剰内服につながり，低血糖のリスクを倍増させることも報告されている．

低 HbA1c 値や低体重は高齢者糖尿病患者における低血糖の予測因子であり[7]，日常の糖尿病診療においては，若年者は過体重に，高齢者では低体重に注意を要する．多くの中高年の糖尿病患者は，肥満，過栄養が問題となるが，高齢者糖尿病患者ではむしろ低栄養に伴うサルコペニア，低血糖に注意を要し，自ずと栄養指導内容も異なってくる．この過栄養から栄養不足への変化の見極めも高齢者糖尿病患者の管理では重要である．

さらに多剤併用（ポリファーマシー）も高齢者糖尿病患者では注意を要する．80 歳以上で 5 剤以上内服している高齢者は若年者や 5 剤未満の高齢者に比して，有意に低血糖の頻度が増え，また転倒のリスクとなることが報告

されている[7]．我が国では75歳以上の患者の40％近くが5剤以上の処方を受けているが[8]，高齢者では生理的な臓器機能低下に伴い薬物代謝の遅延があり，有害作用が若年者に比し出やすい．そのため生命予後，日常生活の質（QOL），さらには様々なガイドラインに準拠して投薬した際に，その効果発現までの期間を鑑みて，投与薬剤の優先順位を決め，必要最小限の投薬に努めるべきである．さらに，一般的に高齢者では5疾患以上を合併していることを考慮すると，ポリファーマシーの問題は他診療科との密な連携の中で解決すべきである．

## 3 高齢者糖尿病患者の治療と目的

糖尿病患者の治療目的は「健康な人と変わらないQOLの維持と寿命の確保」であり，高齢者糖尿病といえども違いはない．しかし，高齢者には上述したようなサルコペニア，フレイルなどの問題点があり，心身機能の個人差も著しく，重症低血糖をきたしやすいという問題点を内在する．慢性的な高血糖により数十年を経て発症する合併症の発症を予防することは目標になりにくく，よりQOLを保つことや身体機能の低下速度を緩やかにすることが一つの目標となる．日本糖尿病学会と日本老年医学会の合同委員会より発表された高齢者糖尿病の血糖コントロール目標2016によると，患者の特徴・健康状態や重症低血糖が危惧される薬剤の使用の有無や65歳以上75歳未満，75歳以上により7つのカテゴリーに分類され，それぞれの血糖管理目標が示された．日々の日常診療の中で高齢者の機能評価をいかに効率的，定期的に行ってゆくかなど課題はあるものの，多様な高齢者に対するきめの細かい管理は高齢者糖尿病患者のQOL向上に大いに寄与するものと期待される．

加齢は誰しも避けることができない．今後も増加の一途をたどる高齢者糖尿患者の特徴を知り，経時的な老化プロセスを理解することは我が国の糖尿病診療の向上に確実に繋がるであろう．

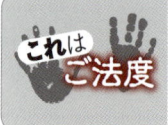

冒頭に肥満を伴った高齢者糖尿病患者の症例を提示した．高齢者は肥満であってもサルコペニアを合併することがあり，体組成や日常生活活動度の評価なしに極端な食事制限を指示すべきではない．

**【参考文献】**

1）Boyle JP, Thompson TJ, Gregg EW, et al. Projection of the year 2050 burden of diabetes in the US adult population: dynamic modeling of incidence, mortality, and prediabetes prevalence. Popul Health Metr. 2010; 8: 29.

2）Yoshimura N, Muraki S, Oka H, et al. Is osteoporosis a predictor for future sarcopenia or vice versa? Four-year observations between the second and third ROAD study surveys. Osteoporos Int. 2017; 28: 189-99.

3）Arai H, Akishita M, Chen LK. Growing research on sarcopenia in Asia. Geriatr Gerontol Int. 2014; 14 Suppl 1: 1-7.

4）Lee JS, Auyeung TW, Leung J, et al. The effect of diabetes mellitus on age-associated lean mass loss in 3153 older adults. Diabet Med. 2010; 27: 1366-71.

5）Chowdhury R, Peel NM, Krosch M, et al. Frailty and chronic kidney disease: A systematic review. Arch Gerontol Geriatr. 2017; 68: 135-42.

6）Hubbard RE, Andrew MK, Fallah N, et al. Comparison of the prognostic importance of diagnosed diabetes, co-morbidity and frailty in older people. Diabet Med. 2010; 27: 603-6.

7）Shorr RI, Ray WA, Daugherty JR, et al. Incidence and risk factors for serious hypoglycemia in older persons using insulin or sulfonylureas. Arch Intern Med. 1997; 157: 1681-6.

8）厚生労働省. 平成 26 年（2014）社会医療診療行為別調査の概況.

〈竹本　稔〉

**第1章 総論**

# 2 高齢者糖尿病の血糖コントロール目標

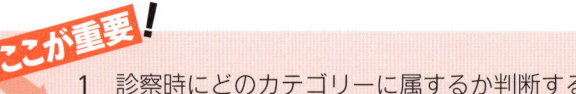

1 診察時にどのカテゴリーに属するか判断する.
2 低血糖の有無と対処の仕方,シックデイ教育をしっかりする.
3 家族,周囲のサポート体制を見極める.

**Key Words** 認知機能,手段的 ADL,基本的 ADL,低血糖

---

### 症例呈示

90 歳女性,身長 141cm,体重 44kg,糖尿病合併症なし

〔2003 年(77 歳)〕都内の開業医より娘が住んでいる千葉への転医を希望とのことで紹介

治療はペンフィル 30R(8-0-4),グリベンクラミド(オイグルコン)2.5mg,ボグリボース(ベイスン)0.9mg

HbA1c 6.8%,認知機能正常,ADL 自立,インスリン注射 SMBG もきちんと行えている→カテゴリー I

インスリンと SU 剤を併用しており,コントロールは良好なのでグリベンクラミド中止

〔2003(77 歳)~2009 年(83 歳)〕HbA1c 7.0~7.5%で推移,軽い低血糖はあるが対処可能.重症低血糖なし

2009 年にペンフィル 30R からノボラピッド 30 ミックスフレックスペンに変更

〔2010(84 歳)~2013 年(87 歳)〕HbA1c 8.0~8.5%で推移.重症低血糖なし

〔2014 年(88 歳)〕娘さんより物忘れがひどくなってきているとの訴えあり

精神科で軽度認知障害と診断→カテゴリーII

HbA1c 7.5〜9.0％で推移

〔2015 年（89 歳）〕インスリンの管理ができなくなり，手段的 ADL
も低下．施設に入所→カテゴリーⅢ

施設ではインスリン注射のサポートがないために経口剤に変更

グリメピリド（アマリール）1mg，シダグリプチン（ジャヌビア）
50mg，ボグリボース 0.9mg を処方

服薬管理は施設のヘルパーに依頼

HbA1c 7.5〜9.0％で推移

高齢糖尿病患者で次第に認知症状が進行し，それにつれて治療を変更
していった症例である．本人がインスリンを打てているか，SMBG
がきちんとできているか，低血糖の認知はしっかりしているかを確認
しながら治療を進めていった．

糖尿病コントロールの目標は，細小血管合併症，動脈硬化性疾患の発展・
進展の阻止，健康な人と変わらない日常生活の質の維持，健康な人と変わら
ない寿命の確保（糖尿病治療ガイド）である．慢性合併症としての細小血管
障害（網膜症，神経症，腎症）の進展阻止，大血管障害（脳梗塞，心筋梗
塞，足壊疽）の発症予防また急性合併症として高血糖緊急症や感染症の予防
が重要である．

日本人糖尿病患者の死因として第 1 位悪性新生物，第 2 位感染症，第 3
位血管障害であり[1]，寿命の確保という観点からも合併症の予防が大切であ
る．

先ごろ高齢者糖尿病の治療向上のための日本糖尿病学会と日本老年病学会
の合同委員会が「高齢者糖尿病の血糖コントロール目標」を発表した（図
1）．その特徴は，高齢者を年齢だけで区分するのではなく，患者の特徴，
健康状態として認知症の有無，ADL の自立度を勘案し，また治療手段にお
いて低血糖をきたす可能性のある薬物を使用しているかどうかを考慮してい
ることである．

## 2. 高齢者糖尿病の血糖コントロール目標　11

| 患者の特徴・健康状態注1) | カテゴリーI | | カテゴリーII | カテゴリーIII |
|---|---|---|---|---|
| | ①認知機能正常 かつ ②ADL 自立 | | ①軽度認知障害～軽度認知症 または ②手段的 ADL 低下, 基本的 ADL 自立 | ①中等度以上の認知症 または ②基本的 ADL 低下 または ③多くの併存疾患や機能障害 |
| 重症低血糖が危惧される薬剤(インスリン製剤, SU 薬, グリニド薬など)の使用 なし注2) | 7.0% 未満 | | 7.0% 未満 | 8.0% 未満 |
| 重症低血糖が危惧される薬剤(インスリン製剤, SU 薬, グリニド薬など)の使用 あり注3) | 65 歳以上 75 歳未満 7.5% 未満 (下限 6.5%) | 75 歳以上 8.0% 未満 (下限 7.0%) | 8.0% 未満 (下限 7.0%) | 8.5% 未満 (下限 7.5%) |

　治療目標は，年齢，罹病期間，低血糖の危険性，サポート体制などに加え，高齢者では認知機能や基本的 ADL，手段的 ADL，併存疾患なども考慮して個別に設定する．ただし，加齢に伴って重症低血糖の危険性が高くなることに十分注意する．

注1: 認知機能や基本的 ADL（着衣，移動，入浴，トイレの使用など），手段的 ADL（IADL：買い物，食事の準備，服薬管理，金銭管理など）の評価に関しては，日本老年医学会のホームページ（http://www.jpn-geriat-soc.or.jp/）を参照する．エンドオブライフの状態では，著しい高血糖を防止し，それに伴う脱水や急性合併症を予防する治療を優先する．

注2: 高齢者糖尿病においても，合併症予防のための目標は 7.0%未満である．ただし，適切な食事療法や運動療法だけで達成可能な場合，または薬物療法の副作用なく達成可能な場合の目標を 6.0%未満，治療の強化が難しい場合の目標を 8.0%未満とする．下限を設けない．カテゴリー III に該当する状態で，多剤併用による有害作用が懸念される場合や，重篤な併存疾患を有し，社会的サポートが乏しい場合などには，8.5%未満を目標とすることも許容される．

注3: 糖尿病罹病期間も考慮し，合併症発症・進展阻止が優先される場合には，重症低血糖を予防する対策を講じつつ，個々の高齢者ごとに個別の目標や下限を設定してもよい．　65 歳未満からこれらの薬剤を用いて治療中であり，かつ血糖コントロール状態が図の目標や下限を下回る場合には，基本的に現状を維持するが，重症低血糖に十分注意する．グリニド薬は，種類・使用量・血糖値等を勘案し，重症低血糖が危惧されない薬剤に分類される場合もある．

【重要な注意事項】
　糖尿病治療薬の使用にあたっては，日本老年医学会，編「高齢者の安全な薬物療法ガイドライン」を参照すること．薬剤使用時には多剤併用を避け，副作用の出現に十分に注意する．

**図1** 高齢者糖尿病の血糖コントロール目標（HbA1c 値）

（日本糖尿病学会，編. 糖尿病治療ガイド 2016-2017. 文光堂; 2016. p.98）

第1章　総論

# 1 患者の特徴や健康状態を判断（カテゴリー分類）

カテゴリー I　　認知機能正常かつ ADL 自立
カテゴリー II　　軽度認知障害〜軽度認知症または手段的 ADL 低下，
　　　　　　　　基本的 ADL 自立
カテゴリー III　　中等度以上の認知症または基本的 ADL 低下または
　　　　　　　　多くの併存疾患や機能障害

1) カテゴリー I は，介助なしに通院されており，理解力も良好で，生活が
自立されているような患者である．

2) カテゴリー II は，軽度認知障害から軽度認知症または手段的 ADL の低
下，基本的 ADL 自立である．軽度の認知症を診断することは外来では困
難であり，手段的 ADL の低下があるかどうかをまず判断する．手段的
ADL において早期に低下してくる能力は，「買い物」「食事の準備」「内服
管理」である[2]．このなかではきちんと内服がなされているかどうか，残
薬がどの程度あるかを本人，家族，かかりつけ薬局から聞き出すことが最
も容易であると考える．きちんと内服ができており，一人で買い物に行
け，そのときにお金の管理もできるようであれば手段的 ADL は保たれて
いる可能性が高い．

　その場合は軽度の認知障害があるかどうかを判断する．

3) カテゴリー III は中等度以上の認知症または基本的 ADL の低下または多
くの併存疾患や機能障害であり，比較的診断が容易である．介助により通
院している患者ではカテゴリー III である．自力で通院している患者では，
一人で入浴が可能か，階段を登ることが可能か，失禁がないかなどを質問
することで基本的 ADL が保たれているかどうか判断することができる．

2. 高齢者糖尿病の血糖コントロール目標　*13*

## POINT!　より理解を深めるためのワンポイント

### 認知機能のスクリーニング

一般にMMSE（Mini-Mental State Examination：ミニメンタルステート検査）やHDS-R（Hasegawa's Dementia Scale-Revised：改訂長谷川式認知症スケール）が用いられるが，それぞれ5〜10分程度かかるために外来の中で行うことは困難である．ごく簡単なスクリーニングとしては，千葉市医師会認知症研究会が作成した「もの忘れチェックリスト」（図2）がある．診察を待っている間に配布し記入しておいてもらうと診察時に数問の質問をするだけで実行可能である．

### 手段的 ADL の評価

評価方法としてはLawton Index（表1），老研式活動能力指標，DASC-21（Dementia Assessment Sheet for Community-based integrated Care System-21 items：地域包括ケアシステムにおける認知症アセスメントシート）を使用して評価する方法が一般的である（日本老年医学会ホームページのお役立ちツール）．

### 基本的 ADL の評価

評価方法としてはBarthel Index（表2），Katz Index，DASC-21などがある（日本老年医学会ホームページのお役立ちツール）．

~もの忘れを感じたら~

【もの忘れチェックリスト】
認知症を早期に発見するためにご活用ください。

◆ 次の質問の、あてはまる□の中に✔をつけてください。

□ 最近、仕事や趣味に興味がなくなった。

□ 毎日、何かの「もの忘れ」がある。

□ 家族や同僚などに「忘れっぽくなった」とよく言われる。

□ 最近、大切な約束を忘れてしまった。

□ 今日が「何年」、「何月」かが、はっきり分からない。

□ 今日が「何日」、「何曜日」かが、はっきり分からない。

□ 昨日の夕食に何を食べたか思い出せない。

□ 今年の正月に誰と過ごしたか思い出せない。

□ 最近、印鑑、通帳、キャッシュカード、保険証などをなくして再発行してもらった。

□ 新しい電機製品（テレビ、電子レンジ、リモコン等）の使い方が覚えられない。

\* 4個以上あてはまる方は、かかりつけの医師にご相談ください。

千葉市医師会認知症研究会　作成

**図2** もの忘れチェックリスト
（千葉市医師会だより. 2012年4月. 489号. p.50）

JCOPY 498-12378

14 第1章 総論

## 表1 手段的日常生活活動（IADL）尺度

| 項目 | 採点 男性 | 採点 女性 |
|---|---|---|
| **電話を使用する能力** | | |
| 1. 自分から電話をかける（電話帳を調べたり，ダイアル番号を回すなど） | 1 | 1 |
| A 2. 2，3のよく知っている番号をかける | 1 | 1 |
| 3. 電話に出るが自分からかけることはない | 1 | 1 |
| 4. 全く電話を使用しない | 0 | 0 |
| **買い物** | | |
| 1. すべての買い物は自分で行う | 1 | 1 |
| B 2. 少額の買い物は自分で行える | 0 | 0 |
| 3. 買い物に行くときはいつも付き添いが必要 | 0 | 0 |
| 4. 全く買い物はできない | 0 | 0 |
| **食事の準備** | | |
| 1. 適切な食事を自分で計画し給仕する | | 1 |
| C 2. 材料が供与されれば適切な食事を準備する | | 0 |
| 3. 準備された食事を温めて給仕する，あるいは食事を準備するが適切な食事内容を維持しない | | 0 |
| 4. 食事の準備と給仕をしてもらう必要がある | | 0 |
| **家事** | | |
| 1. 家事を一人でこなす，あるいは時に手助けを要する（例：重労働など） | | 1 |
| 2. 皿洗いやベッドの支度などの日常的仕事はできる | | 1 |
| D 3. 簡単な日常的仕事はできるが，妥当な清潔さの基準を保てない | | 1 |
| 4. すべての家事に手助けを必要とする | | 1 |
| 5. 全ての家事にかかわらない | | 0 |
| **洗濯** | | |
| 1. 自分の洗濯は完全に行う | | 1 |
| E 2. ソックス、靴下のすすぎなど簡単な洗濯をする | | 1 |
| 3. すべて他人にしてもらわなければならない | | 0 |
| **移送の形式** | | |
| 1. 自分で公的機関を利用して旅行したり自家用車を運転する | 1 | 1 |
| 2. タクシーを利用して旅行するが，その他の公的輸送機関は利用しない | 1 | 1 |
| F 3. 付き添いがいたり皆と一緒なら公的輸送機関で旅行する | 1 | 1 |
| 4. 付き添いか皆と一緒で，タクシーか自家用車に限り旅行する | 0 | 0 |
| 5. 全く旅行しない | 0 | 0 |
| **自分の服薬管理** | | |
| 1. 正しいときに正しい量の薬を飲むことに責任がもてる | 1 | 1 |
| G 2. あらかじめ薬が分けて準備されていれば飲むことができる | 0 | 0 |
| 3. 自分の薬を管理できない | 0 | 0 |
| **財産取り扱い能力** | | |
| 1. 経済的問題を自分で管理して（予算，小切手書き，掛金支払い，銀行へ行く）一連の収入を得て，維持する | 1 | 1 |
| H 2. 日々の小銭は管理するが，預金や大金などでは手助けを必要とする | 0 | 0 |
| 3. 金銭の取り扱いができない | 0 | 0 |

採点法は各項目ごとに該当する右端の数値を合計する（男性0〜5，女性0〜8点）
点数が高いほど自立していることを表す.
(Lawton MP, et al. Geroulologist. 1969; 9: 168-79)

JCOPY 498-12378

## 2. 高齢者糖尿病の血糖コントロール目標

**表2** Barthel Index（基本的 ADL）

| | | |
|---|---|---|
| 1 食事 | 10: 自立，自助具などの装着可，標準的時間内に食べ終える<br>5: 部分介助（たとえば，おかずを切って細かくしてもらう）<br>0: 全介助 | |
| 2 車椅子からベッドへ<br>の移動 | 15: 自立，ブレーキ，フットレストの操作も含む（非行自立も含む）<br>10: 軽度の部分介助または監視を要する<br>5: 座ることは可能であるがほぼ全介助<br>0: 全介助または不可能 | |
| 3 整容 | 5: 自立（洗面，整髪，歯磨き，ひげ剃り）<br>0: 部分介助または不可能 | |
| 4 トイレ動作 | 10: 自立，衣服の操作，後始末を含む，ポータブル便器などを使用<br>している場合はその洗浄も含む<br>5: 部分介助，体を支える，衣服，後始末に介助を要する<br>0: 全介助または不可能 | |
| 5 入浴 | 5: 自立<br>0: 部分介助または不可能 | |
| 6 歩行 | 15: 45m 以上の歩行，補装具（車椅子，歩行器は除く）の使用の<br>有無は問わない<br>10: 45m 以上の介助歩行，歩行器の使用を含む<br>5: 歩行不能の場合，車椅子にて 45m 以上の操作可能<br>0: 上記以外 | |
| 7 階段昇降 | 10: 自立，手すりなどの使用の有無は問わない<br>5: 介助または監視を要する<br>0: 不能 | |
| 8 着替え | 10: 自立，靴，ファスナー，装具の脱着を含む<br>5: 部分介助，標準的な時間内，半分以上は自分で行える<br>0: 上記以外 | |
| 9 排便コントロール | 10: 失禁なし，浣腸，坐薬の取り扱いも可能<br>5: ときに失禁あり，浣腸，坐薬の取り扱いに介助を要する者も含む<br>0: 上記以外 | |
| 10 排尿コントロール | 10: 失禁なし，収尿器の取り扱いも可能<br>5: ときに失禁あり，収尿器の取り扱いに介助を要する者も含む<br>0: 上記以外 | |

点数が高いほど自立していることを表す.
(Mahoney FI, et al. Md State Med J. 1965; 14: 61-5, 日本老年医学会，編. 健康長寿診療ハンドブック. 2011. p.139)

## 2 低血糖を惹起する薬剤の使用の有無

### 1）低血糖と認知機能

　後期高齢者では，HbA1c 7.2〜7.6％で認知症発生リスクが最も低く，≧7.9％では有意に増加していた．重症低血糖の既往が１回あると，認知症の

相対危険度は1.26倍，2回で1.80倍，3回以上で1.94倍と報告されている．またその逆に認知障害があると低血糖を起こしやすいとされている[3, 4]．

### 2）低血糖と転倒

　高齢者はフレイル，サルコペニアを合併しやすく，転倒から骨折をきたしやすい．特に低血糖を起こしている患者は転倒しやすいことが報告されている[5]．

### 3）低血糖を惹起する可能性がある薬剤

　ガイドラインには，重症低血糖を危惧される薬剤としてインスリン製剤，SU薬，グリニド薬などと記載されている．この中でもグリニド薬は半減期が短く，SU薬やインスリンに比べると重症低血糖の頻度は低い．またSU薬のなかでも半減期の比較的短いグリクラジドのほうがグリベンクラミドやグリメピリドよりも低血糖は少ないとされている．インスリン療法においては，BOTよりも強化療法のほうが低血糖を起こす頻度が高い．同じ低血糖を起こす可能性がある薬剤のなかでも各薬剤の特徴を考える必要がある．

## 3　サポート体制

　手段的ADLが低下してくるカテゴリーⅡ，Ⅲの患者では，服薬管理や食事管理ができないために介助者の有無も治療目標に影響する．服薬管理のできない高齢者に低血糖のリスクのある薬剤を使用することは，そのリスクとベネフィットを十分に考慮する必要がある．

## 4　後期高齢者（特に 80 歳以上）

### 平均寿命と平均余命

　日本人75歳の平均余命は，男性約12歳，女性約15歳である．また平均余命が10年を切る年齢は男性で79歳，女性で83歳である．高齢者糖尿病に介入した長期の臨床試験はないが，DCCT EDIC，UKPDS 80においては強化療法群と従来治療群で総死亡に差が見られたのは少なくとも試験開始10年後以降である．そのため80歳以上の糖尿病患者の治療目標は，余命の延長ではなく，健康寿命の延長として細小血管合併症の予防，感染症の予防という観点が重要と考える．

　感染症の予防という観点からは，血糖200mg/dL程度になると白血球機能が低下すると言われており，HbA1c 9%以上になると易感染性が増すと

考えられる.

 患者の状態を評価せずに漫然と低血糖を起こす可能性のある薬剤を投与することはしない.

## 【参考文献】

1) 中村二郎. 他. 糖尿病の死因に関する委員会報告—アンケート調査による日本人糖尿病の死因— 2001〜2010 年の 10 年間, 45,708 名での検討. 糖尿病. 2016; 59(9): 667-84.

2) 櫻井　孝. 高齢者糖尿病の血糖コントロール目標と機能評価. プラクティス. 2016; 33(6): 653-61.

3) 羽田勝計. 高齢糖尿病患者の血糖コントロール目標. 日本医事新報. 2016; 4823: 48-53.

4) 櫻井　孝. 血糖コントロール不良例には良好例よりも認知機能低下症例が多く潜在するか? medicina. 2016; 53(10): 1614-6.

5) サブレ森田さゆり, 他. 転倒歴のある高齢糖尿病患者の転倒要因の検討. 日本転倒予防学会誌. 2014; 1: 37-43.

〈山本恭平〉

第2章 老年症候群と高齢者糖尿病

# 1 老年症候群とは

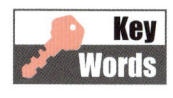

1 老年症候群とは，高齢者に特有の症状・病態に陥ることであり，医療だけでなく介護・看護も必要となる．
2 特に，認知症，ADL低下，転倒・骨折，サルコペニア，うつ，排尿障害が重要である．

**Key Words** 認知症，転倒・骨折，サルコペニア，うつ，排尿障害

老年症候群とは，加齢による身体的・精神的機能の低下により，高齢者に特有の症状・病態，障害に陥ることであり，医療だけでなく介護・看護も必要な症状・病態の総称と定義される．

「症候群」という名称が誤解を生みやすいため，「高齢者に特有な病的状態（geriatric condition）」という名称に変わりつつある[1]．特に高齢糖尿病患者では，老年症候群を起こしやすいことが重要である．

具体的な病態としては，認知症，ADL低下，転倒・骨折，サルコペニア，うつ，排尿障害などが重要である．これらは，相互に関連している．高齢糖尿病患者では，認知症，ADL低下，転倒，うつ傾向，尿失禁，サルコペニア，低栄養が約2倍多いという報告がある．

本稿では，これらについて特に重要なポイントを解説する．詳細については，本書の各項目を参照していただきたい．

## 1）認知機能低下・認知症

高齢糖尿病患者は認知機能低下を起こしやすく，最近のメタアナリシスでは，糖尿病患者のアルツハイマー病（AD）のリスクは1.5倍，血管性認知症（vascular dementia: VaD）のリスクは2.5倍，軽度認知機能障害（mild cognitive impairment: MCI）のリスクも1.2倍と高い[2]．

インスリン抵抗性，血糖コントロール不良（高血糖，低血糖，血糖変動），動脈硬化の危険因子（高血圧，脂質異常症，喫煙）が，糖尿病における認知

症の進行を加速させる.

　糖尿病患者において認知症を早期に発見するためには，①手段的ADL（IADL）の障害（交通機関に乗っての外出，買い物，調理，金銭管理など），②セルフケアの障害（服薬管理，インスリン注射など），③心理状態の変化（無気力，無関心，うつなど），が重要である.

　認知症を合併した糖尿病患者の治療では，運動療法，栄養サポート（バランスのよい食事で，十分なビタミンB群や抗酸化ビタミンをとること），心理サポート，治療の単純化〔インスリン療法からの離脱または頻回注射からBOT（basal supported oral therapy）への変更等〕などの包括的な治療が重要である.

## 2) ADL低下

　糖尿病は生活機能障害（functional disability）の危険因子である. わが国の高齢糖尿病患者1173例での大規模介入試験J-EDITの結果では，6年間の期間で評価可能であった317例中13.6％で基本的ADL（BADL）が低下し，38.3％で手段的ADL（IADL）が低下した[3]. BADLの内容では男女とも「入浴」で低下しており，IADLの内容では，女性は「買い物」，男性では「料理」，「支払い」，「財産管理」で低下していた.

　高齢糖尿病患者で血糖値と動脈硬化リスクの管理だけではなく，身体活動性，歩行機能，認知機能などを含めた包括的な管理が重要である.

## 3) 転倒・骨折

　高齢糖尿病患者は非糖尿病患者と比較すると，転倒・骨折を約2倍起こしやすい. 高血糖，低血糖，筋力低下，神経障害によるバランス障害，視力低下などが転倒を起こしやすい原因であり，高血糖，低血糖，インスリン分泌低下，骨質の低下が骨折の危険因子である.

　また高齢糖尿病患者は骨粗鬆症になりやすいので，65歳以上の糖尿病患者では骨密度検査が推奨されている. 高齢糖尿病患者では，浸透圧利尿によってカルシウムの尿中喪失を生じやすいこと，小腸からのカルシウム吸収が低下していることから，活性型ビタミンD製剤やカルシウム製剤の使用が推奨されている.

　転倒を防ぐためには，筋力トレーニングやバランス・トレーニングなども含めた運動療法とともに，家の中の段差をなくすなどの環境整備も重要である.

## 4) サルコペニア

サルコペニアとは，加齢にともない筋肉量が減少し筋力が低下することである．高齢糖尿病患者では，サルコペニアを合併しやすく，またその進行も早い可能性がある．サルコペニアの予防・治療には，蛋白質摂取やアミノ酸投与が推奨されている．また，レジスタンス・トレーニングを含む運動療法の有用性も報告されている．

## 5) うつ

糖尿病患者ではうつ病・うつ傾向が多く，42 の研究のメタアナリシスでは非糖尿病者と比べ，約2倍うつが多かった[4]．糖尿病患者がうつになる原因としては，糖尿病合併症，高血糖，低血糖，ADL 低下，視力低下，ライフ・イベント（友人・家族との離別・死別）などがあげられる．また，うつは糖尿病合併症も起こしやすい．うつに対する対策としては，SU 薬やインスリンを減量して低血糖を減らすこと，心理的アプローチ，社会的サポート，運動療法，抗うつ薬による治療があげられる．

## 6) 排尿障害

高齢糖尿病患者では，加齢自体による排尿機能低下に加え，自律神経障害による排尿障害も合併していることが多く，頻度の高い病態である[5]．

特に，尿路感染症と尿失禁が大きな問題となる．

糖尿病神経障害では，一般的に低緊張性膀胱をきたすが，過活動膀胱をきたす場合も多い．治療は，病態に応じて薬物療法・導尿を使い分けることがポイントである．

> **これはご法度** 老年症候群には，医療だけではダメ！　介護・看護も重要！

### 【参考文献】

1) 鳥羽研二. 老年症候群とは. In: 日本老年医学会, 編. 老年医学　系統講義テキスト. 東京: 西村書店; 2013. p.92-5.

2) Sinclair AJ, Conroy SP, Bayer AJ. Impact of diabetes on physical function in older people. Diabetes Care. 2008; 31(2): 233-5.

3) Sakurai T, Iimuro S, Sakamaki K, et al; Japanese Elderly Diabetes Intervention Trial Study Group. Risk factors for a 6-year decline in physical disability and functional limitations among elderly people with type 2 diabetes in

the Japanese Elderly Diabetes Intervention Trial. Geriatr Gerontol Int. 2012; 12 Suppl 1: 117-26.

4) Anderson RJ, Freedland KE, Clouse RE, et al. The prevalence of comorbid depression in adults with diabetes: a meta-analysis. Diabetes Care. 2001; 24(6): 1069-78.

5) Yamaguchi C, Sakakibara R, Uchiyama T, et al. Overactive bladder in diabetes: a peripheral or central mechanism? Neurourol Urodyn. 2007; 26 (6): 807-13.

〈岩岡秀明〉

| 第2章 | 老年症候群と高齢者糖尿病 |

# 2 身体的フレイル・サルコペニア・ロコモティブシンドローム

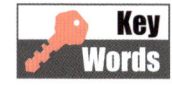

1 高齢になればなるほどフレイルは多くなる．生活状況（食事・身体活動）を確認し，薬物の処方には気を使い，工夫もする必要がある．

2 サルコペニアはフレイルの重要な要素であり，加齢とともに増加する．

3 ロコモティブシンドロームは運動器（筋・関節・骨・支配神経）の機能が低下し，要介護や寝たきりになる危険が高い状態をいう．

4 糖尿病があるとフレイル，サルコペニア，ロコモティブシンドロームのいずれも起こりやすくなる．

**Key Words** フレイル，サルコペニア，骨格筋指数，ロコモティブシンドローム

## 1 フレイル（frailty）

　フレイル（frail）は本来 weak（虚弱な）を示す形容詞である．名詞はフレイルティー（frailty）のはずであるが，日本老年医学会は認知度を高め，予防の重要性を広く啓発するため，平成26年，frailty を「フレイル」と呼称してプレスリリースした．

　生体は老化すると細胞・組織の機能が低下し，個体としての恒常性維持が困難になる．このように高齢期に生理的予備能が低下することでストレスに対する脆弱性が亢進し，機能障害，要介護状態，死亡などの転機に陥りやすい状態をフレイルと言う．図1はフレイルを理解しやすいように示したものである．風邪，尿路感染などを患った場合，健常人では数日間自立度が低下しても，通常短期間で回復し，一般に介助を必要としない．一方，フレイルな人では低い自立度がさらに急落し，要介助になることが多い．回復も遅

2. 身体的フレイル・サルコペニア・ロコモティブシンドローム **23**

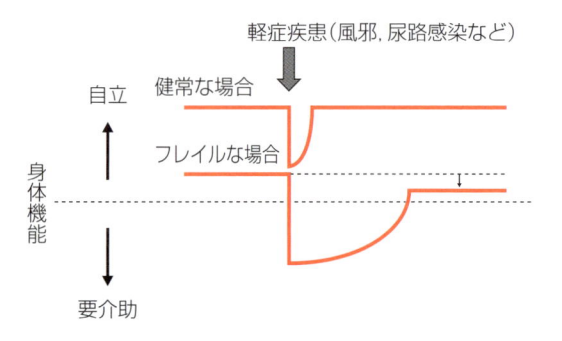

**図1** フレイルの閾値の概念
(Cregg. Lancet. 2013; 381(9868): 752-62)

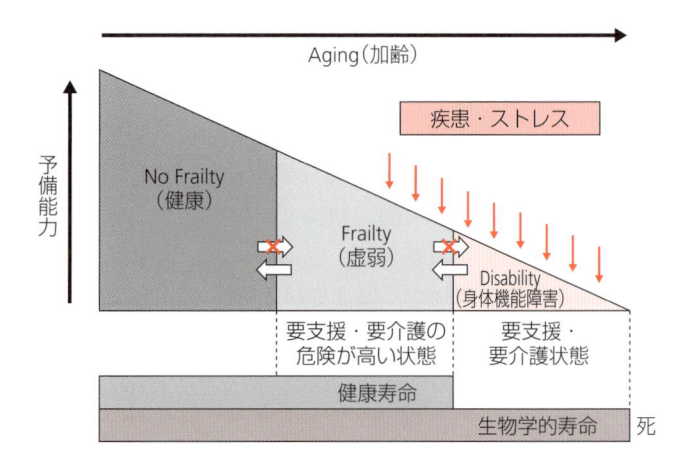

**図2** フレイルの位置づけ
(長寿医療研究センター)

く，治っても自立度が前より低下する場合もある．同様に図2もフレイル
をイメージ化したものである．生物学的寿命のうち，身体機能障害（Disabil-
ity）のため要支援・要介護状態（Dependent）になるまでが健康寿命である．
健康寿命のうちでも完全には健康（No Frailty）とは言えない時期があり，
要支援・要介護の予備段階としてフレイル（Frailty）を位置づけている．そ
して，フレイルに陥っている高齢者を早期に発見し，適切な介入で，No
Frailty → Frailty → Disability の流れを逆転させ，再び健常な状態に戻そうと
する意思が包含された概念とも言える．

24　第2章　老年症候群と高齢者糖尿病

　フレイルの診断の仕方は大まかに言って2通りある．一つはRockwoodらを中心としたものである．加齢に伴って疾病（併存症）が重なり，身体機能障害の症候が増え，精神・心理的問題が増加し，手段的ADL，さらには基本的ADLも落ちるが，その障害（問題点）が集積すればするほどフレイルの程度が強くなるとするモデルである[1]．国際比較はできないが日本では似た形式として「介護予防基本チェックリスト」が要介護認定の現場で使われている．もう一つはFriedらの考え方である．Friedらは，①体重減少（食事制限なしで年間4.5kg以上の体重減少），②主観的疲労感，③日常生活活動量の減少，④身体能力（歩行速度）の減弱，⑤筋力（握力）の低下の5項目のうち，1〜2項目を満たせばプレフレイル，3項目以上該当すればフレイルとしている[2]．

　フレイルの原因（図3）は，老年症候群（失禁，転倒，せん妄，やせ，抑うつなど）と同様，全身の細胞・組織の機能異常（ミトコンドリア機能障害・DNA障害，酸化ストレス，慢性炎症，免疫異常，神経内分泌異常，インスリン抵抗性など）で起こる．それには加齢・性，生活習慣，社会・経済的要因（独居，閉じこもり，貧困），精神・心理的要因（抑うつ，認知機能障害）が影響し，慢性疾患（糖尿病，脳血管障害，冠動脈疾患・心不全，COPD，骨折，関節炎，認知症，慢性炎症，男性更年期障害など）とは互いに影響し合う関係にある．当然，高血糖はフレイルと深く関連する[3]．

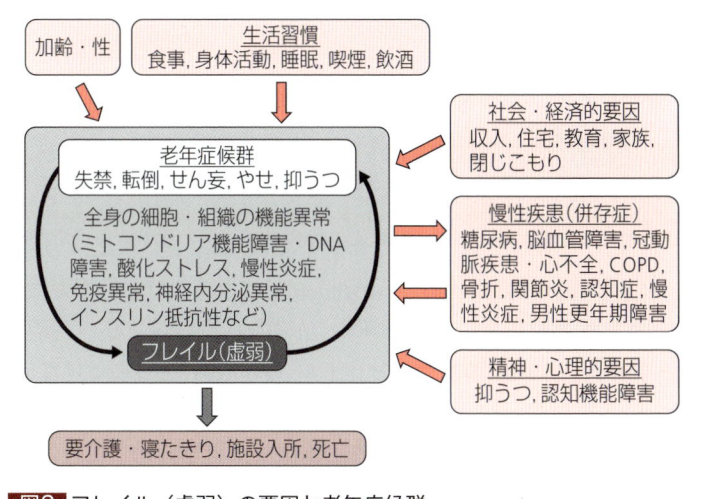

**図3** フレイル（虚弱）の要因と老年症候群

JCOPY　498-12378

## 2 サルコペニア（sarcopenia）

　サルコペニアとは，一般的には加齢に伴う筋肉量の減少と筋力の減少を指す病態で，1989年Rosenbergによって提唱された[4]．ギリシャ語でsarco（筋肉）がpenia（減少）するという器質的な側面と，握力低下や歩行速度低下などの機能的な側面を含めた概念である．サルコペニアはフレイル（身体的フレイル）の重要な要素である．なぜなら体重低下は一般に筋肉量の減少も意味し，筋肉量の減少は歩行速度や握力の低下に繋がるからである．図4にはサルコペニアを含めたフレイルサイクルを示している．

　サルコペニアには年齢以外明らかな原因がない「原発性」と「二次性」がある．後者には，活動量に関連したもの（ベッド上安静，不活発な生活習慣，体調不良，無重力状態），栄養が関連したもの（摂食不良，吸収不良，食思不振），疾病が関与するもの（進行した心・肺・肝・腎・脳などの臓器不全，炎症性疾患・悪性腫瘍による悪液質，内分泌疾患など）がある．

　定義として，①筋肉量減少は必須で，②筋力（握力など）低下か，③身体機能（歩行速度など）の低下のどちらか証明できればサルコペニアと診断される．2010年European Working Group on Sarcopenia in Older People（EWGSOP）で定義と診断に関わるコンセンサスが発表された[5]．日本ではアジアのワーキンググループ診断基準（AWGS）[6]が使われている．サルコ

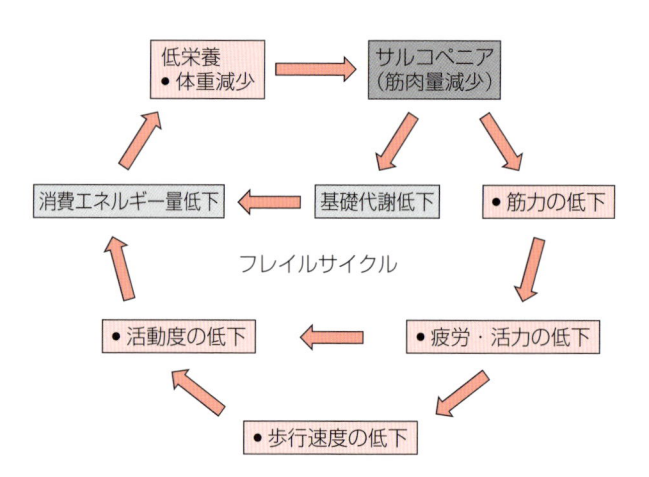

**図4** フレイルの増悪サイクルとサルコペニア
(Xue QL, et al. J Gerontol A Biol Sci. 2008; 63: 989-90 より改変)

**26** 第2章 老年症候群と高齢者糖尿病

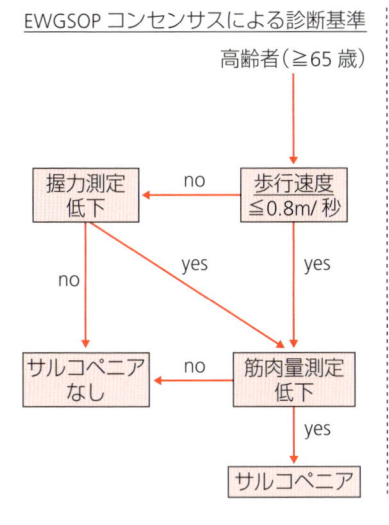
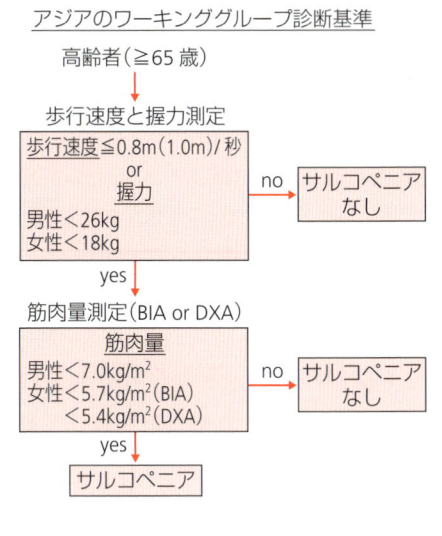

**図5** サルコペニア診断のアルゴリズム

ペニア診断のアルゴリズムを図5に示す．筋肉量の評価には，① DXA 法（dual-energy X-ray absorptiometry 法），② bioelectrical impedance analysis（BIA 法），③ CT，MRI 断面積法（CSA 法，cross sectional area），④四肢周囲径がある．DXA 法が推奨されているが，検診や臨床現場では次第に BIA 法も使われてきている．握力は男性 26kg 未満，女性 18kg 未満を握力低下とし，歩行速度は歩行 0.8m（または 1.0m）/ 秒未満，骨格筋量の減少は，四肢骨格筋量（kg）を身長（m）の二乗で除した骨格筋指数（SMI: skeletal muscle index）で表現し，DXA 法では男性 $7.0kg/m^2$ 未満，女性 $5.4kg/m^2$ 未満，BIA 法では男性 $7.0kg/m^2$ 未満，女性 $5.7kg/m^2$ 未満を筋肉量低下している（図5）．

サルコペニアが進行すると運動機能や身体機能が低下し，転倒，活動度低下，ADL の低下が生じやすく，フレイルが進行して要介護状態につながり生命予後も悪くなることは既に知られている．

**JCOPY** 498-12378

2. 身体的フレイル・サルコペニア・ロコモティブシンドローム　　27

## より理解を深めるためのワンポイント

### サルコペニアの原因

　加齢に伴う食嗜好の変化，咀嚼機能の障害に基づく栄養摂取不足と消化不良，高齢者に高率に感染しているヘリコバクター・ピロリ菌による胃酸分泌低下とペプシン産生低下などによる蛋白質の消化吸収不足，ビタミンDの摂取不足が起こりやすい．特に必須アミノ酸は単に基質となるだけでなく，蛋白合成に必要な mTORC1（mammalian target of rapamycin complex1）やその下流のシグナルの活性化に必要である．また，高齢者では身体活動が少なくなり廃用性筋萎縮が伴いやすい．内分泌的には，蛋白合成に必要なGH，IGF-1，甲状腺ホルモン，性ホルモン（テストステロン，エストロゲン），インスリンが減少する一方，グルココルチコイドの刺激により蛋白異化が亢進する．老化でインスリン抵抗性も増大し，運動ニューロンは変性し，疾患・カヘキシーの影響で炎症性サイトカイン（IL-1，IL-6，TNF-α）や酸化ストレスも増す．その結果，筋肉細胞内ではミトコンドリアの機能低下やDNA変異，筋蛋白質同化が低下し，蛋白分解が亢進し，筋衛星細胞も減少する（図6）．

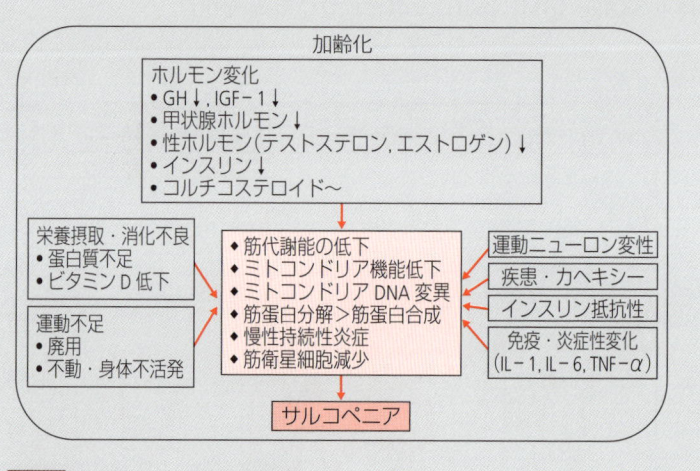

**図6** サルコペニアの発症機序

### 症例呈示

〔病歴〕78歳女性，60歳で糖尿病指摘，他院を経て63歳から当院に

通院中．71 歳で盲腸癌手術をし，75 歳頃から本態性振戦が出ている．

〔既往歴〕高血圧症，脂質異常症．飲酒・喫煙習慣なし

〔家族歴〕兄：糖尿病，兄・父：癌

〔検査所見：来院時→ H28 年 7 月時点〕身長 150.6 → 143.6cm，体重 42.6kg（BMI 18.8）→ 31kg（BMI 15.0），血圧 144/84→146/68mmHg，HbA1c 8.1 → 7.7%，eGFR 89 → 63.8mL/min，尿中アルブミン 10.9 → 123.2mg/gCr，食後 2 時間 CPR 3.2 → 2.7 μ U/mL，神経障害 −→＋

経過中は肝機能正常，脂質代謝正常，網膜症なし，心電図・胸部 X–P 異常なし，頚動脈プラーク＋であった．

〔臨床経過〕もともと痩せ型であるが，通院後は高齢化と共に次第に体重が変化し（図7），身長も低下した．BIA 法（InBody 770）により SMI 3.6kg/m²，握力は極端に低下し，歩行もたどたどしく，階段昇降もおぼつかない状況である．体重減少を食い止めるため，栄養相談で食事量（1440kcal）と内容の見直しをし，簡単なレジスタンス運動も指示し，H28 年 7 月からはインスリン治療を開始した．結果，体重 33.8kg（BMI 16.4）と改善しつつある（図7）．

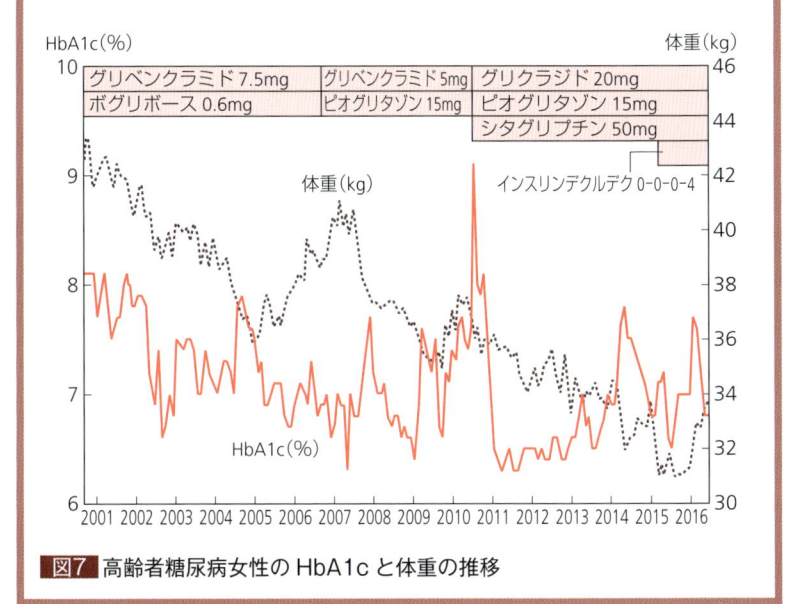

図7 高齢者糖尿病女性の HbA1c と体重の推移

## 3 ロコモティブシンドローム（locomotive syndrome）

　ロコモティブシンドローム（ロコモ，運動器症候群）は 2007 年に日本整形外科学会が提唱した概念である．加齢に伴う筋力低下や関節・脊椎の病気，骨粗鬆症などにより運動器の機能が衰えて，要介護や寝たきり，またはそのリスクが高い状態を表す．メタボリックシンドロームを意識した言葉で，介護予防のために，男性では特にメタボリックシンドロームに，女性で

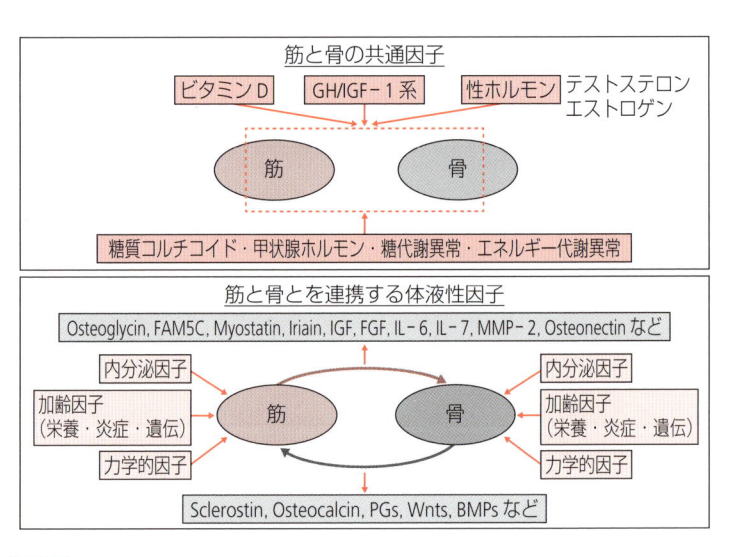

**図8** 筋肉と骨との相互関連因子

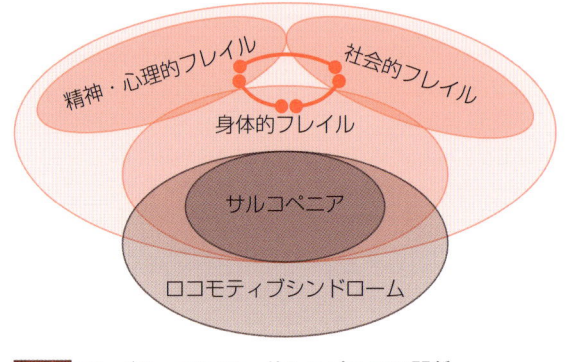

**図9** フレイル，ロコモ，サルコペニアの関係

は特にロコモティブシンドロームに気をつける必要がある．変形性膝関節症，変形性腰椎症，脊柱管狭窄症，骨粗鬆症が多い．運動機能の衰えを早めに察知し，スクワットや片足立ち，ウォーキングや水中歩行など，いろいろな運動を習慣的に続けることで予防できる．

　糖尿病患者はフレイルやサルコペニアになりやすいうえに，骨粗鬆症や骨質の悪化もきたしやすい．また，筋と骨との間には共通因子や連携する体液性因子があり（図8），両者は共存関係にあるため，ロコモティブシンドロームにもなりやすい．これらの関係を図9に示す．血糖管理や体重管理はもちろん，栄養や運動についても常日頃から注意が必要で，医師のみならず，糖尿病療養指導士を中心に様々な医療・介護専門職が連携してあたる必要がある．

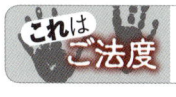 高齢者糖尿病では訴えがないからといって体重減少傾向を見逃がさない！

## 【参考文献】

1) Rockwood K, Stadnyk K, Macknight C, et al. A brief clinical instrument to classify frailty in elderly people. Lancet. 1999; 353: 205–6.

2) Fried LP, Tangen CM, Walston J, et al; Cardiovascular Health Study Collaborative Research Group. Frailty in older adults: evidence for a phenotype. J Gerontol A Biol Sci Med Sci. 2001; 56: M146–56.

3) Blaum CS, Xue QL, Tian J, et al. Is hyperglycemia associated with frailty status in older women? J Am Geriatr Soc. 2009; 57: 840–7.

4) Rosenberg IH. Sarcopenia: origins and clinical relevance. J Nutr. 1997; 127: 990S–1S.

5) Cruz–Jentoft AJ, Baeyens JP, Bauer JM, et al. Sarcopenia: European consensus on definition and diagnosis: Report of the European Working Group on Sarcopenia in Older People. Age Ageing. 2010; 39: 412–23.

6) Chen LK, Liu LK, Woo J, et al. Sarcopenia in Asia: consensus report of the Asian Working Group for Sarcopenia. J Am Med Dir Assoc. 2014; 15: 95–101.

〈栗林伸一〉

第2章 老年症候群と高齢者糖尿病

# 3 高齢者のうつと認知症

高齢糖尿病には「うつ病」や「認知症」が合併しやすい．それらの起こりやすい機序や特徴については本書のいくつかの章で述べられているので，ここでは「うつ病」と「認知症」そのものについて，専門的見地から述べてもらうこととした．症例も特に糖尿病患者ではないが，ほぼ同様なことは糖尿病患者でも起こるものと理解してもらいたい．（編者）

## A. うつ病

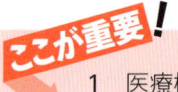

1 医療機関を受診するうつ病患者の多くは精神科以外を受診している．

2 高齢者のうつ病では微小妄想，特に心気妄想が認められることがあり，一般科医が最初に診療することも多い．

3 微小妄想のあるうつ病，希死念慮があるうつ病，また躁状態のエピソードがあり，双極性障害が疑われるケースは精神科医へのすみやかな紹介が必要である．

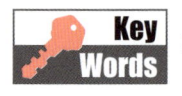 不眠，微小妄想，希死念慮，双極性障害

### 症例呈示

68歳女性．高等学校卒業．24歳で会社員の夫と結婚して，3人の子どもをもうける．子どもが独立してから，60歳までパートをしていた．精神科的な遺伝負因は否定．現在は娘夫婦と同居している．

〔病歴〕もともと変形性膝関節症があり，整形外科を受診して手術の必要性があると言われたときから，夜間の不眠を訴えるようになっ

た．寝付きが悪く，朝早く目が覚めてしまうという．その後しばらく
して，さまざまな身体的な不調を訴えるようになった．

だるさや動悸，息苦しさ，食欲不振を訴え，体重の減少が認められた．
本人は，がんになったのではないかと心配し，総合病院の内科を受診
した．採血，心電図検査，上部消化管内視鏡，造影剤を使用しての胸
腹部CT，頭部MRIの各検査を行ったものの，異常は認められなかっ
た．本人は，その結果に納得せず，いくつかの医療機関を受診したが
結果は同じであった．「こんなに苦しいのに，誰もわかってくれない」
と嘆くようになり，焦燥感も強まり，いらいらして落ち着きなく，壁
をたたいたり，大声を上げたりするようになった．さらに貧困妄想も
認められるようになった．「お金がないのに支払いがたくさんきて払
えない」とか「支払いができないので，ガスも電気も止められてしま
い，ここにはいられない．ここは自分の家ではない」とか，「これは
お金を支払っていないので，食べることはできない」などと訴え，食
事をとらなくなり，るい痩が進んだ．

内科より精神科に紹介され，入院加療することとなった．

〔内服薬の内容〕なし

## 1) うつ病について

うつ病の12か月有病率は1〜2％，生涯有病率は3〜7％と頻度が高い疾
患である．また，何らかの身体疾患を持っているとうつ病の有病率が高くな
る．

うつ病は，自殺の危険性がある病気であり，うつ病患者の15％が自殺に
よって命を落とすと言われている．また，自殺の直前には精神科医ではな
く，一般科医を受診していることが多いと言われている．うつ病を早期に発
見することが重要である．

## 2) 不眠とうつ病

不眠の訴えがうつ病の発見の契機となることが多い．

不眠には　●入眠困難　●中途覚醒　●早朝覚醒　●熟眠感の障害
があるが，とくにうつ病では早朝覚醒タイプの不眠が多い．

## 3) 老年期うつ病スクリーニング検査

老年期うつ病のスクリーニング検査を紹介する[1]．

最近 2 週間のあなたのご様子についてお伺いします. 次の質問を読んで,
最近 2 週間以上続いている場合には「はい」, 続いていない場合には
「いいえ」として, 当てはまる方に○印をつけてください.
① 毎日の生活に充実感がない　　　　　　1. はい　2. いいえ
② これまで楽しんでやれていたことが楽しめなくなった
　　　　　　　　　　　　　　　　　　　1. はい　2. いいえ
③ 以前は楽にできていたことが今ではおっくうに感じられる
　　　　　　　　　　　　　　　　　　　1. はい　2. いいえ
④ 自分は役に立つ人間だとは思えない　　1. はい　2. いいえ
⑤ わけもなく疲れたような感じがする　　1. はい　2. いいえ
　2 項目以上で「はい」である場合に陽性とする.

## 4) うつ病で生じてくるさまざまな症状

うつ病では, 次の 9 つの症状が生じてくる.

　　抑うつ気分, 興味や喜びの喪失, 食欲減退, 睡眠障害, 精神運動制止
　　または焦燥感, 易疲労性・気力の低下, 強い罪責感, 思考力低下・集
　　中力低下, 希死念慮

このうち, 抑うつ気分については, 普通の落ち込みと異なり, どんなによ
いことがあっても改善しないことが特徴である. さらに高齢者には, 焦燥感
が強いタイプのうつ病が多く, 激越型うつ病と呼ばれる.

このケースも焦燥感が強い, 激越型うつ病であった.

## 5) うつ病で認められる妄想～微小妄想

うつ病では妄想が認められることがある. 妄想とは, 事実ではないが, 本
人が信じていて, 通常の説得では訂正不可能な考えを言う. 妄想かどうかを
判断するためには, 信じている内容が事実かどうかを確認する必要がある.

うつ病で認められる妄想は, 自分の価値を実際よりも低く信じ込んでしま
う微小妄想である. 微小妄想には, 心気妄想, 貧困妄想, 罪業妄想がある.

• 心気妄想: 健康面で自分の価値を低く信じ込んでしまう妄想. 実際にはそ
んなことはないのに自分が重大な病気にかかっていると信じ込んでいる.

• 貧困妄想: 経済的な側面で自分の価値を低く信じ込んでしまう妄想. 実際
にはそんなことはないのに, 自分にはお金がなく, 明日から生活費に困っ
ていると信じ込んでいる.

第2章　老年症候群と高齢者糖尿病

- 罪業妄想: 社会的な側面で自分の価値を低く信じ込んでしまう妄想. 実際にはそんなことはないのに, 取り返しがつかない重大な犯罪を犯してしまったと信じ込んでいる.

　このケースでは, 変形性膝関節症で手術の必要があると言われた頃からうつ病を発症したものと考えられる.「がんになった」と思い込み, 検査の結果で異常がなかったが, この思い込みは訂正されていないので心気妄想を生じていたと考えられる. さらに, 実際にはさまざまな支払いは娘夫婦がしており, 本人のところに請求がくることはなかった. そして, 経済的に困っているような家庭ではないことから,「お金がなくて支払いができない」という一連の本人の訴えは貧困妄想であったと考えられる.

　高齢者のうつ病では微小妄想が多く認められ, 特に心気妄想を持つケースは, 一般科医を受診する機会が多い. 微小妄想を伴ううつ病, 希死念慮を伴ううつ病や躁状態のエピソードがあって双極性障害が疑われるケースに関しては, すみやかに精神科専門医への紹介が必要である.

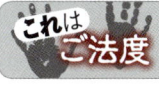 臨床的に異常のない身体的な訴えを「年のせいでしょう」と扱わない.

## B. 認知症

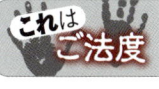

1　認知機能障害と精神症状は別々に検討する.
2　認知症の診断では, 最初に認知症の状態であるかどうかを診断し, その次にいわゆる治療可能な認知症を検討し, 精神症状の検討を経て, 最後に認知症の原因疾患の診断を行う.
3　認知機能障害に関しては, いわゆる「治療可能な認知症」を見逃さないことが重要である.
4　精神症状に関しては, まずせん妄状態を検討することが重要である.

**JCOPY** 498-12378

3. 高齢者のうつと認知症　35

> 5　認知症における医療の重要な役割は，改善可能な部分に働き
> かけることである．

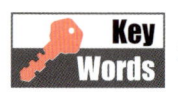 **Key Words**　治療可能な認知症，せん妄状態，抗認知症薬

### 症例呈示

70 歳女性．高等学校卒業後，会社員として勤務していた．25 歳で結婚．挙児 1 名．夫は会社員であったが，5 年前にがんで死亡し，現在は娘夫婦と同居している．本人は 60 歳頃までパートの仕事をしていた．

〔病歴〕高血圧のために 50 歳頃から内科に通院中である．血圧のコントロールは良好であった．夫が亡くなった 5 年前頃から，不眠を訴えることが多くなり，かかりつけの内科医から睡眠導入剤を処方されていた．

数年前から同じことを何回も尋ねたり，日時や曜日がわからなくなるなどの認知機能障害が生じた．認知機能障害は徐々に進行しているという．

数か月前から夕方からいらいらすることが多くなり，夜間に落ちつかずうろうろと歩き回ったり，「自宅に帰る」と玄関から出て行こうとしたり，幻視を訴えたりするようになった．

〔処方内容〕
①アムロジピンベシル酸塩（ノルバスク）5mg 1 錠 /1×朝
②酸化マグネシウム（マグミット錠）　330mg 6 錠 /3×毎食後
③ブロチゾラム（レンドルミン）　　　0.25mg 1 錠 /1×眠前

〔経過〕認知機能検査では，記銘力障害，日時に関する見当識障害が認められた．家庭外の IADL の低下も認められ，認知症の状態であると診断された．次に治療可能な認知症に関して検討を行った．血圧のコントロールは良好で，甲状腺機能を含め，血液検査上特記すべき所見はなかった．頭部 CT 上も脳全体の萎縮は年齢相応で，脳室の拡大も目立たず，血管性変化も目立たなかったが，側頭葉内側部の萎縮を

JCOPY　498-12378

第 2 章　老年症候群と高齢者糖尿病

反映していると考えられる側脳室下角の開大が軽度認められた.

精神症状に関しては，夕方から夜間にかけての焦燥感，幻視が認められ，せん妄状態の合併が疑われた．内服中のブロチゾラム（レンドルミン）（0.25）1T の影響が考えられたため中止し，代わりに抗うつ薬のトラゾドン（デジレル）（25）1T を処方したところ，精神症状は改善した.

物忘れから始まり，徐々に進行している経過と，頭部 CT 上血管性の変化が目立たず，アルツハイマー型認知症に矛盾しない所見が得られていることからアルツハイマー型認知症と診断した.

副作用をよく説明した上で，抗認知症薬の処方を行い，経過をフォロー中である.

## 1）認知症の診断

認知機能障害と精神症状を有するケースでは，認知機能障害と精神症状を別々に検討する.

認知機能障害に関しては，診断の順序が重要である．まず認知症の状態であるかどうかの診断を行い，その次に治療可能な認知症の検討を行う．さらに精神症状に関して検討を行った後に，認知症性疾患の診断を行うことになる.

## 2）認知症の状態の診断

認知症は，『一旦正常に発達した知的機能が持続的に低下し，複数の認知障害があるために日常生活，社会生活に支障をきたしている状態』と定義される．認知症は，本人の要因である認知機能障害（記憶障害，見当識障害，理解・判断力の低下）と認知機能障害がある人がある社会の中で生活障害があるという 2 つのポイントで定義されている.

認知機能障害に関しては，記憶障害，見当識障害，理解・判断力の低下に関して検討する．生活障害として，家庭外の IADL（instrumental activity of daily living）の低下，家庭内の IADL の低下，さらに BADL（basic activity of daily living）の低下があるかどうかを検討する．詳細な問診が重要である．こうした認知機能障害と生活障害を総合的に判断して，認知症の状態であるかどうかを診断することになる．別稿の DASC（dementia assessment sheet in community-based integrated care system）を参照して欲しい.

**表1** 治療可能な認知症

| 疾患 | 検査 |
|---|---|
| 薬剤の副作用 | |
| うつ病, 精神的ストレス | |
| 意識障害, せん妄状態 | |
| 正常圧水頭症 | 頭部 CT, MRI, タップテスト |
| ビタミン$B_1$, $B_{12}$ 欠乏 | ビタミン$B_1$, $B_{12}$ 測定 |
| 慢性硬膜下血腫 | 頭部 CT, 頭部 MRI |
| 甲状腺機能低下症 | 甲状腺ホルモン測定 |
| 脳腫瘍 | 頭部 CT, MRI |

### 3) 治療可能な認知症

　これから認知症の状態になる原因を検討することとなる．認知症の状態になる原因疾患は70種類くらいあると言われているが，最初に重要になるのがいわゆる治療可能な認知症である（表1）．

　治療可能な認知症では，まだ脳の神経細胞が減少していないので，治療によって改善可能である．特に身体疾患で意識障害を生じている可能性がないかどうかに注意する．

### 4) 認知症に伴う精神症状

　一部の認知症の人に精神症状を生じることがあることが知られている．ここでは「一部」と書いたが，実は軽度認知障害からの全経過で約9割の認知症の人に精神症状が出現するとの報告もあり，決して珍しいことではない．認知症に合併する精神症状には，認知機能障害に伴う行動・心理症状と呼ばれる精神症状と脳の機能異常・機能低下に伴う精神症状の2種類がある．

### 5) 認知機能障害に伴う行動・心理症状

　行動・心理症状という用語はさまざまな意味で使われることがある．場合によっては，認知症に伴う精神症状すべてを指して用いることがあるが，ここでは，そもそも認知機能障害がなければ生じない精神症状を指して用いることとする．

　そもそも認知機能障害がなければ生じない精神症状の例として物盗られ妄想を考えてみよう．

　認知機能障害が生じると，今までできていたことができなくなったりして

第2章 老年症候群と高齢者糖尿病

不安が生じてくる．自分を守ってくれるものとしてお金など大切なものを，誰にも盗られないようにと工夫してしまい込む．工夫してしまい込むほど，後で探して見つからないことも多い．そのときに自分が物忘れをする自覚がないと誰かが盗ったのではないかという物盗られ妄想が生じてくるのである．どんなに認知機能障害があろうとも人間の行動には理由がある．こうした物盗られ妄想などの行動・心理症状は認知症の人が困った状況，辛い状況に対応しようとした結果，生じたものと考えることができる．本人の立場に立ってその理由を考え，認知症の人が不安や混乱を生じないような環境の調整，ケアや対応の工夫で改善される精神症状である．

もう一つの精神症状は，脳の機能異常・機能低下に伴う精神症状である．こちらはせん妄状態に伴う精神症状やもともとの精神疾患による精神症状である．これらは対応方法が異なるので別々に考える必要がある．

## 6) 精神症状の検討

精神症状の検討は，まずせん妄状態を検討することから始める．

せん妄状態とは，軽度から中等度の意識障害を背景に幻覚や妄想，躁状態や抑うつ状態，精神運動興奮などさまざまな精神症状を合併した状態をいう．

せん妄状態では意識障害がベースにあるため，状態像が変動しやすい．せん妄状態に関しては改善可能なことが多いことから，状態像の変動があるかどうかで，なるべく広くとらえるのが望ましい．また，夜間せん妄という言葉があるように夕方から夜間にかけて生じやすい．状態像の変動が夕方から夜間にかけて生じているかを確認することも重要である．

従来せん妄状態は，3つの因子で分析されてきた．1つめは，せん妄の準備状態となる素因であり，準備因子と呼ばれている．これは脳の機能低下状態を指し，特に脳に血管性の異常がある場合にはせん妄を引き起こしやすいことが知られている．2つめの因子は，意識障害の原因となる直接因子である．直接因子には，代謝性疾患，内分泌疾患，脳血管障害などの身体疾患，内服中の薬物などがあげられる．

さらに3つめの因子は促進因子と呼ばれ，せん妄を誘発し，悪化や遷延化につながる因子で，精神的ストレス，身体的ストレス，環境の変化や感覚遮断などの環境要因である．せん妄状態では，直接因子が見つからないものが50％にのぼるとの報告もあり，必ずしも直接因子の存在は必須ではない．

準備因子：脳の機能低下状態（高齢，認知症，脳血管障害の既往など）

【誘因】
直接因子：意識障害を引き起こす原因（中枢神経系疾患，代謝性疾患，内分泌疾患，内服中の薬物）
促進因子：精神的ストレス，身体的ストレス，環境変化，感覚遮断

せん妄状態

**図1** せん妄状態

　せん妄状態は，準備因子に誘因（直接因子 and/or 促進因子）が加わって発症すると考えると理解しやすい（図1）．準備因子が誘因のいずれかを改善すれば，せん妄状態が改善される可能性がある．

　このケースにおいては，準備因子は認知症の状態である．誘因（直接因子 and/or 促進因子）を徹底的に検討することがポイントである．記載されている情報で，誘因になり得るのは，睡眠導入剤ブロチゾラムの内服である．

## 7）睡眠導入剤に関して

　高齢者は不眠を訴えることが多く，緩和精神安定剤の睡眠導入剤が処方されていることが多い．緩和精神安定剤は，

- 抗不安作用　　• 睡眠導入作用　　• 筋弛緩作用
- 鎮静作用　　• 抗けいれん作用

を持つ薬物である．このうち抗不安作用が強い薬物は抗不安薬として分類され，睡眠導入作用が強い薬物は睡眠導入剤として分類される．緩和精神安定剤は，作用時間で区分される（表2，表3）．緩和精神安定剤は依存性があり，さらに高齢者にとっては筋弛緩作用で転倒しやすくなったり，さらにせん妄状態の原因となるなど副作用も多い．いったん処方してしまうと容易に依存状態を生じるので，なるべく処方しないことが望ましい．また，減量する場合には，急激な減量により不安，不眠，焦燥感，さらには離脱性のせん妄状態などの離脱症状を生じることがある．こうした離脱症状を防ぐためにはゆっくりした減量や長期作用型に切り替えて減量することが必要となる．

## 8）高齢者不眠への対応 – 薬物療法のヒント

　それでは，高齢者の不眠に対してどのように対応すればいいのだろうか．

**第2章　老年症候群と高齢者糖尿病**

**表2** 緩和精神安定剤　睡眠導入剤

|  | 一般名 | 商品名 | 消失半減期（時間） |
|---|---|---|---|
| 超短時間作用型 | トリアゾラム | ハルシオン | 2〜4 |
|  | ゾピクロン | アモバン | 4 |
|  | ゾルピデム | マイスリー | 2 |
| 短時間作用型 | エチゾラム | デパス | 6 |
|  | ブロチゾラム | レンドルミン | 7 |
|  | リルマザホン | リスミー | 10 |
| 中間作用型 | フルニトラゼパム | サイレース<br>ロヒプノール | 24 |
|  | エスタゾラム | ユーロジン | 24 |
|  | ニトラゼパム | ベンザリン | 28 |
| 長時間作用型 | クアゼパム | ドラール | 36 |
|  | フルラゼパム | ダルメート | 65 |

**表3** 緩和精神安定剤　抗不安薬

|  | 一般名 | 商品名 | 消失半減期（時間） |
|---|---|---|---|
| 短時間作用型 | クロチアゼム | リーゼ | 4〜5 |
|  | エチゾラム | デパス | 6 |
| 中間作用型 | ブロマゼパム | レキソタン | 7 |
|  | ロラゼパム | ワイパックス | 12 |
|  | アルプラゾラム | ソラナックス | 14 |
| 長時間作用型 | ジアゼパム | セルシン<br>ホリゾン | 27〜28 |
| 超長時間作用型 | ロフラゼプ酸エチル | メイラックス | 122 |

　まずは生活指導が重要である．さらに薬物療法で対応する場合には，緩和精神安定剤以外の睡眠導入剤を検討する．

　ラメルテオン（ロゼレム）：メラトニンホルモンの受容体を刺激して，体内時計を調整し，睡眠導入効果をもたらす．

　スボレキサント（ベルソムラ）：覚醒を維持する作用のあるオレキシンの働きを阻害し，睡眠導入効果をもたらす．

　これらをまず試すのが望ましい．また，鎮静作用の強い抗うつ薬も睡眠薬の代わりに用いられることがある．こちらはせん妄状態の改善効果も期待で

きる.

| トラゾドン（デジレル）(25) | 1T/1×眠前 |
| ミアンセリン（テトラミド）(10) | 1T/1×眠前 |

また，レム睡眠行動異常においては

| クロナゼパム（リボトリール）(0.5) | 1T/1×眠前 |

の有効性が高い.

　このケースでは，せん妄状態の直接因子としてブロチゾラム（レンドルミン）の内服が疑われる．ブロチゾラムの中止とデジレルの開始で，夕方からの焦燥感や幻視は改善が認められることとなった.

## 9) もともとの精神疾患

　せん妄状態に関して検討を行った後に，うつ病などの感情障害や妄想性障害などの統合失調症圏の疾病，アルコール精神病など，もともとの精神疾患の可能性を検討する．初老期に発症する妄想性障害は，社会的に孤立した女性に多く認められ（男女比1：10），体感幻覚や近隣が対象の被害妄想が認められ，病識は乏しい．妄想に直接関係した行為や態度を除くと感情面や対人接触で異常は認められないことが多い．アルコール精神病では，易怒性や幻覚，妄想を生じることがある．長期大量の飲酒歴があるケースではアルコール精神病の可能性を念頭に置く必要があり，現在の飲酒状況だけではなく，過去の飲酒状況の聴取も重要である.

## 10) 認知症の原因疾患

　最後に認知症の原因疾患の診断を行う.

　まず診断基準を用いて血管性認知症に関して検討する（表4）．次にレビー小体型認知症に関して検討する（表5）．さらに経過や頭部断層写真の結果などからアルツハイマー型認知症に関して検討を行う．これらの認知症性疾

**表4** 脳血管性認知症の診断基準

・NINDS-AIREN Work Group（1993）

Probable VaD：以下のすべての項目を満たす
1) 認知症がある
2) 脳血管障害がある
　病歴，神経学的診察，画像検査で証明される
3) 認知症と脳血管障害の間に関連がある
　(a) 認知症の発現が脳血管障害後の3か月以内に起こる
　(b) 認知機能が急激に低下，あるいは動揺性ないし段階状に悪化する

## 第2章　老年症候群と高齢者糖尿病

**表5** レビー小体型認知症臨床診断基準（第3回国際ワークショップ）

| |
|---|
| 1. 中心的特徴：進行性の認知障害 |
| 2. 中核的特徴： |
| 中核的特徴2つ→ probable DLB；中核的特徴1つ→ possible DLB<br>a. 注意や覚醒レベルの変動を伴う認知機能の動揺<br>b. 現実的で詳細な内容の，繰り返し出現する幻視<br>c. 自然発生の（誘因のない）パーキンソニズムの出現 |
| 3. 示唆的症状： |
| 中核的特徴1つ以上＋示唆的特徴1つ以上→ probable DLB；<br>中核的特徴なし＋示唆的特徴1つ以上→ possible DLB<br>a. REM睡眠行動異常（RBD）（悪夢を伴う大声や体動などを示す）<br>b. 抗精神病薬に対する感受性の亢進<br>c. SPECT/PETでの基底核のドパミントランスポーター取り込み低下 |
| 4. 支持的特徴 |
| 繰り返す転倒・失神，一過性の意識障害，自律神経障害，幻覚，妄想，うつ症状，CT/MRIで側頭葉が比較的保たれている，脳血流SPECT/糖代謝PETで後頭葉の取り込み低下，MIBG心筋シンチグラフィで取り込み低下，脳波で徐波および側頭葉の鋭波 |

(Neurology. 2005; 65: 1863-72 より改変)

患は相互に合併することがあることに留意する．

### 11）抗認知症薬について

　現在，抗認知症薬としてアセチルコリンエステラーゼ阻害薬3種類とNMDA受容体拮抗薬1種類が上市されている（表6）．いずれも認知機能障害の原因を治療しているわけでないことに注意が必要である．大きな臨床効果は期待できないが，改善するケースもあり，試してみる価値はある．

**表6** 抗認知症薬

| | | 保険適応 | 投与回数 | 主な副作用 |
|---|---|---|---|---|
| アセチルコリンエステラーゼ阻害薬 | ドネペジル | 軽度～高度のアルツハイマー型認知症，レビー小体型認知症 | 1 | 消化器症状（悪心，食欲不振，下痢，嘔吐），興奮，不穏，錐体外路症状，徐脈性不整脈など* |
| | リバスチグミン | 軽度，中等度のアルツハイマー型認知症 | 1 | |
| | ガランタミン | 軽度，中等度のアルツハイマー型認知症 | 2 | |
| NMDA受容体拮抗薬 | メマンチン | 中等度，高度のアルツハイマー型認知症 | 1 | 傾眠状態，ふらつき，めまいなど |

*リバスチグミンは消化器症状の副作用は比較的少ない．また，パッチ剤であるため，貼布した部分のかぶれ，かゆみなどの皮膚症状が出やすい．

アセチルコリンエステラーゼ阻害薬は薬理作用の若干の違いはあるもののほぼ同等の効果を有している．アリセプトのみレビー小体型認知症に対して適応を取得している．NMDA 受容体拮抗薬は中等度から高度のアルツハイマー型認知症に適応がある．

抗認知症薬では，さまざまな副作用が生じる可能性があり，注意が必要である．アセチルコリンエステラーゼ阻害薬では，最も出現しやすい副作用は消化器症状（悪心，食欲不振，下痢，嘔吐など）であり，不穏や興奮などの精神症状も出現する．さらにコリン作動性神経に作用することから徐脈性不整脈や錐体外路症状を生じることもある．パッチ剤であるリバスチグミンは，貼布部分の皮膚のかぶれやかゆみが最も出現しやすい副作用である．副作用であるかどうかは，薬剤の中止，減量によって判定する．中止，減量によって改善するようであれば，副作用の可能性が高い．

## POINT! より理解を深めるためのワンポイント

認知症の診断において重要なのは，診断の順序を守ることである．たとえば，このケースで幻視の症状にとらわれ，レビー小体型認知症であると最初から考えてしまうと，薬剤の副作用による改善可能な部分を見逃してしまうことになってしまう．

そして，認知症の経過においてもいわゆる「治療可能な認知症」を合併する可能性があることに留意する．特に状態像の変動がある場合には意識障害の合併など何らかの「治療可能な認知症」の合併の可能性がある．つねにその可能性を念頭に置きながら診療にあたることが重要である．

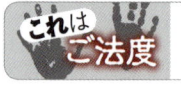 状態像の変動に気づきながら，○○認知症だから仕方がないと見逃すこと

## 【参考文献】

1) 厚生労働省. 第 8 章うつ予防・支援マニュアル. In: 介護予防マニュアル（平成 24 年 3 月改訂版）. http://www.mhlw.go.jp/topics/2009/05/tp0501-1.html
〈上野秀樹〉

第2章　老年症候群と高齢者糖尿病

# 4　ADLの低下と認知症の簡単な見分け方

**ここが重要！**

1. 高齢者糖尿病患者はADL低下や認知症をきたしやすく，またそれらを合併しやすい．そしてその結果として，糖尿病の治療に困難をきたしてしまう場合がある．

2. 高齢の糖尿病患者のADL低下や認知症を見分ける方法として，包括的高齢者機能評価（comprehensive geriatric assessment: CGA）やDASC-21などの総合的な評価手段を用いることが有用である．

3. 高齢糖尿病患者を総合的に評価した結果に基づき，「高齢者糖尿病の血糖コントロール目標」に沿った血糖コントロールを行うこと，また個々の病態に合わせた治療やケアを多職種で行っていくことが重要である．

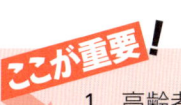

**Key Words**　包括的高齢者機能評価（CGA），DASC-21，
高齢者糖尿病の血糖コントロール目標

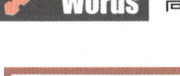
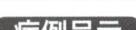

**症例呈示**

83歳男性，無職

〔病歴〕60歳頃に2型糖尿病の診断を受け，以後外来にて内服および1日1回の持効型インスリンの投与にて加療が行われていた．元々生真面目な性格であり，治療アドヒアランスは良く，HbA1cはおおむね6%後半でコントロールされていた．

1年ほど前から歩行時の腰痛・両下肢痛の増悪により，歩行能力の低下を認め外出することが困難となっていた．半年ほど前から院外薬局へ薬を取りに来なくなったり，来ても支払いの際にお金が足りないことがあった．ここ数か月でHbA1cが8.7%まで急激に増悪したため，精査および加療目的で当院へ入院となった．

498-12378

〔既往歴〕 高血圧症，脂質異常症にて内服加療中．10年前より腰痛があるが精査したことはない．

〔家族歴〕 母が2型糖尿病

〔検査所見〕 身長168cm，体重62.4kg（BMI 22.1），血圧142/88 mmHg，HbA1c 8.7％，空腹時血糖213mg/dL，尿糖（3＋），尿ケトン（−），T-Cho 222mg/dL，LDL-C（計算法）152mg/dL，HDL-C 52mg/dL，TG 90mg/dL，AST 31U/L，ALT 38U/L，血清Cre 0.78 mg/dL，空腹時CPR 1.8ng/mL，網膜症なし，腎症1期，アキレス腱反射消失

〔臨床経過〕 入院後に一時的にインスリン強化療法を行って糖毒性を解除した．その後に元々のシタグリプチン（ジャヌビア）50mg 1日1回とインスリングラルギン1日1回 朝6単位 を再開し，毎食前血糖が130mg/dL程度，毎食後2時間血糖も150〜170mg/dL程度に良好にコントロールされた．血糖コントロール悪化の要因として悪性疾患の合併も考えられたが，入院中の精査の結果では否定的であり，治療アドヒアランスの低下が主たる要因と考えられた．高血圧症，脂質異常症の増悪についても，それぞれ元々内服していたテルミサルタン（ミカルディス）20mg 1日1回 朝およびアトルバスタチン（リピトール）5mg 1日1回 朝を再開したことでコントロール良好となった．

入院中に包括的高齢者機能評価を行ったところ，BADLとIADL，さらに認知機能が低下していることが判明した．BADLについては，特に歩行機能の低下が著しく，その原因として腰痛・両下肢痛が考えられた．入院中に整形外科にコンサルトしたところ，腰部脊柱管狭窄症の診断となった．疼痛緩和を目的とした内服加療と理学療法士による歩行リハビリが開始され，入院中に症状は軽快，ある程度の距離ならば歩行可能となった．

IADLとしては，特に金銭管理や服薬管理，公共の交通機関の利用の面で低下が認められた．同時に実施したMMSEでは18/30点であり，頭部MRIにて海馬と側頭葉の萎縮を認めたことから，アルツハイマー型認知症によるIADLの低下が疑われた．本人に問診を取ったところ，元々妻と2人暮らしだったが2年前に妻と死別したことが判明

し，それをきっかけとして少しずつ認知症が進行したものと思われた．

退院前に多職種にて今後の方針についてケースカンファレンスを行った．その結果，介護申請を行い，訪問介護を導入して1日1回朝のインスリンおよび内服の見守り，日常生活の補助を行ってもらう方針とした．また自宅改修を行い，階段の手すりやスロープを作成し，さらに外出の際に使用する歩行補助具を借りることとした．これらのサポートの元，退院後は何とか自宅にて日常生活・治療を継続することができ，現在はHbA1c 7%前半のコントロールを維持している．

　高齢の糖尿病患者においては，主にADL（activity of daily living）の低下をきたすサルコペニアやフレイルが多く認められることが報告されている．ADLには，基本的日常生活動作（basic activity of daily living：BADL）と手段的日常生活動作（instrumental activity of daily living：IADL）の2種類があり，ADLの低下は単に身体機能の低下のみならず，生活機能の低下も含まれている．また高齢の糖尿病患者においては認知症も多く発症し，その結果によっても著しく生活機能は障害される．さらにADL低下と認知症はそれぞれがもう一方の増悪因子であり，両者の合併も見られることから，先ほどの症例呈示のように日常診療において両者を見分けることは困難となる場合が多い．

　本稿では，そのような高齢者を多角的かつ包括的に評価する手法をいくつか紹介する．具体的には，ADLや認知機能，うつ状態などを総合的に評価できる，包括的高齢者機能評価（comprehensive geriatric assessment：CGA）についてまず説明し，次にDASC-21などを代表とする，外来において実施可能な評価手段について紹介を行う．最後に，高齢者糖尿病患者にこれらの機能評価を行う意義について触れつつ，個々の病態に合わせた治療やケアを多職種で行うことの重要性について説明する．

## 1　高齢者糖尿病の特徴と問題点

　高齢の糖尿病患者では，加齢による臓器予備能や体組成の変化により，高血糖・低血糖に対する反応が異なる点において，一般成人の糖尿病患者とは違った考え方が必要となる．

まず高齢者では一般的な生理的変化として，加齢によるインスリン分泌低下，内臓脂肪の増加や筋肉量の減少，身体活動の低下に起因するインスリン抵抗性の増大などが認められる[1]．その結果として耐糖能が低下し，特に食後の高血糖をきたしやすい．長期に高血糖状態にさらされた高齢者糖尿病患者は，筋肉量，筋力の質，身体機能が低下し，サルコペニア[2]やフレイルをきたしやすいことが知られている[3]．さらに高血糖は認知症のリスクファクターでもあり，高血糖の高齢糖尿病患者では認知機能の低下速度が大きいという報告がある．

一方で高齢の糖尿病患者は低血糖も起こしやすく，しかしながら自律神経症状である発汗や動悸，手のふるえなどの低血糖を自覚しにくいため[4]，結果として重症低血糖をきたしやすい．低血糖の存在は転倒やそれに伴うQOLやADLの低下につながり，また重症低血糖は認知症の危険因子であることも報告されている[5]．

## 2 包括的高齢者機能評価（CGA）とは

これまで述べてきたように，高齢糖尿病患者ではサルコペニアやフレイルを代表とする身体機能低下をきたすことが多い．さらに糖尿病は認知症のみならずうつの合併も多く，それらの病態も様々かつ複雑に絡み合っていることが多い．そこで，高齢者では糖尿病の状態（罹病期間や血糖コントロール状態，合併症の有無）のみならず，患者一人ひとりの①身体機能，②認知・心理機能，③栄養状態，④服薬状況，⑤社会・経済状況などを評価する必要がある．これら患者が有する生活機能障害を多角的包括的に評価する代表的な手法の一つとして，CGAがあげられる．

CGAとは，米国のMarjory Warren（1897〜1960）により始められた．1930年代に脳卒中後遺症，認知症，下肢切断患者などのADLを的確に評価し，ケアとリハビリテーションにより機能を改善し多数を退院させるという画期的な成果をあげている．米国老年医学会において1989年に高齢者生活機能障害に対するCGAが開発され，その有効性は確認されている．CGAは患者の生活機能を身体的，精神心理的，社会的などのそれぞれの分野から評価し，それを統括することを目的とした手段である．

身体的機能とはADL評価を指し，基本的日常生活動作（BADL）と手段的日常生活動作（IADL）の2つに分けられる．BADLとしては移動，摂食，

排泄，更衣，整容，入浴などがあり，さらにより高次な IADL には，外出，買い物，家計などが加わる．精神心理的評価には，認知機能とうつ状態の評価が該当し，それぞれいくつかの評価法が用いられる．CGA の情報に基づき，さらに患者や介護者の希望を尊重した上で，必要に応じて介護保険などによる社会サービスの導入などを行う．

## 3　BADL の評価方法

　先ほど述べたように，ADL は BADL と IADL に大別され，多くの場合はそれぞれ異なった指標，スケールで測定される．

　BADL に含まれる要素は以下のように分類される．

　①上肢機能と巧緻性に関係する項目: 食事，整容，着替え

　②下肢機能に関係する項目: 起立，室内歩行，屋外歩行，階段昇降

　③上下肢体幹機能の協力運動能力に関係する項目: 入浴，排泄動作

　④膀胱直腸機能，上下肢機能，認知症に関連する項目: 排尿，排便機能

　これらを評価する代表的なスケールとして，バーセルインデックス（Barthel Index）がある（第 1 章　総論「2．高齢者糖尿病の血糖コントロール目標」p.15 の表を参照）．これは我が国で最も普及しており，実施可能か不可能かに重点が置かれている．自立，部分介助，全面依存によって，10，5，0 点が付加されているが，車イスからベッドへの移乗と歩行に関しては，15，10，5，0 点の 4 段階になっており，リハビリテーションの現場での使い勝手が優先されている．

## 4　IADL の評価方法

　手段的日常生活動作（IADL）という概念は，1960 年代に Lawton らによって提唱された．日常生活を送る上で必要な動作のうち，ADL よりも複雑で高次な動作を指し，電話，買い物，食事の準備，家事，洗濯，公共の交通機関の利用，服薬管理，金銭管理の 8 項目からなっている（p.14 の表を参照）．

　特徴として性差が考慮されており，男性は食事の準備，家事，洗濯は判定項目から除外され，5 点満点となっている．現在では家事を応分に負担する男性も増え，独居高齢者の場合，性差を問う必要もないのでは，との考えも見られる．IADL は日常生活を送る上に必要な活動が含まれており，高齢者

4. ADL の低下と認知症の簡単な見分け方　49

が自宅で社会生活を営むためには重要な動作となる．

## 5　認知症の評価方法

　認知症の評価方法については，代表的なものとしてわが国では MMSE（Mini Mental State Examination）と長谷川式簡易知能評価スケール（HDS-R）が多く用いられている．両者はどちらも多くわが国において使用されているが，MMSE は言語機能や空間認知機能を必要とする項目が多く含まれていること，HDS-R は遅延再生など短期記憶障害を評価する項目が多い点など多少の違いがある（詳細は4章「1. 高齢者，特に認知症における薬剤管理」に譲る）．認知症をきたすと IADL が著明に低下することから，両者には密接な関連があると考えられる．

## 6　うつ症状の評価方法

　高齢者のうつ状態の評価には，geriatric depression scale の簡易版であるGDS-15 が用いられることが多い．GDS-15 は 5〜9 点をうつ傾向，10 点以上をうつ状態として判定する．高齢者糖尿病患者にはうつや不安など心理状態の悪化をきたしやすい．高齢の糖尿病患者 985 名を解析した結果，約39％がうつ傾向ないしはうつ状態をきたしていたという報告がある．

## 7　外来でも施行可能な総合的な機能評価

　症例呈示でも示したように，高齢者糖尿病患者の評価は認知機能障害および生活機能障害の両面を総合的に評価する必要があるが，実際には多忙な日常診療において，CGA のような包括的総合的機能評価を行うのは現実的に難しい場合がある．そこで外来では，より簡便にかつ高齢者を総合的に評価できる方法があることが望ましい．

　ここでは一例として DASC-21 をあげる（図1）．これは東京都健康長寿医療センター研究所の粟田らが開発した方法である．導入の A，B 項目と 1〜21 項目の評価項目からなるアセスメントシートであり，対象患者の状態を4段階で評価することで，認知機能と生活機能を総合的に評価することができる．質問対象は本人だけではなく，できれば対象者をよく知る家族や対象者からの聴取による評価が望ましい．この方法により，認知機能および生活機能（BADL，IADL）を総合的に評価でき，その結果から臨床像の全

JCOPY　498-12378

**図1** DASC-21（日本老年医学会．高齢者におけるお役立ちツール）

The Dementia Assessment Sheet for Community-based Integrated Care System-21 items (DASC-21)

記入日： 年 月 日
ご本人の氏名：　　　　　　　　　生年月日： 年 月 日（ 歳）　男・女　（所得・職業： ）
本人以外の情報提供者氏名：　　　　　　　（本人との続柄： ）　記入者氏名：　　　　　　独居・同居

| | 質問 | 1点 | 2点 | 3点 | 4点 | 評価項目 | 備考欄 |
|---|---|---|---|---|---|---|---|
| A | ものわすれが多いと感じますか | 1.感じない | 2.少し感じる | 3.感じる | 4.とても感じる | 導入の質問（採点せず） | |
| B | 1年前と比べて、ものわすれが増えたと感じますか | 1.感じない | 2.少し感じる | 3.感じる | 4.とても感じる | | |
| 1 | 財布や鍵など、物を置いた場所がわからなくなることがありますか | 1.まったくない | 2.ときどきある | 3.頻繁にある | 4.いつもそうだ | 記憶　近時記憶 | |
| 2 | 5分前に聞いた話を思い出せないことがありますか | 1.まったくない | 2.ときどきある | 3.頻繁にある | 4.いつもそうだ | 近時記憶 | |
| 3 | 自分の生年月日がわからなくなることがありますか | 1.まったくない | 2.ときどきある | 3.頻繁にある | 4.いつもそうだ | 遠隔記憶 | |
| 4 | 今日が何月何日かわからないときがありますか | 1.まったくない | 2.ときどきある | 3.頻繁にある | 4.いつもそうだ | 見当識　時間 | |
| 5 | 自分のいる場所がどこだかわからなくなることはありますか | 1.まったくない | 2.ときどきある | 3.頻繁にある | 4.いつもそうだ | 場所 | |
| 6 | 道に迷って家に帰ってこられなくなることはありますか | 1.まったくない | 2.ときどきある | 3.頻繁にある | 4.いつもそうだ | 道順 | |
| 7 | 電気やガスや水道が止まってしまったときに、自分で適切に対応できますか | 1.問題なくできる | 2.だいたいできる | 3.あまりできない | 4.まったくできない | 問題解決・判断力　問題解決 | |
| 8 | 一日の計画を自分で立てることができますか | 1.問題なくできる | 2.だいたいできる | 3.あまりできない | 4.まったくできない | 判断力 | |
| 9 | 季節や状況に合った服を自分で選ぶことができますか | 1.問題なくできる | 2.だいたいできる | 3.あまりできない | 4.まったくできない | 社会的判断力 | |
| 10 | 一人で買い物はできますか | 1.問題なくできる | 2.だいたいできる | 3.あまりできない | 4.まったくできない | 家庭外のIADL　買い物 | |
| 11 | バスや電車、自家用車などを使って一人で外出できますか | 1.問題なくできる | 2.だいたいできる | 3.あまりできない | 4.まったくできない | 交通機関 | |
| 12 | 貯金の出し入れや、家賃や公共料金の支払いは一人でできますか | 1.問題なくできる | 2.だいたいできる | 3.あまりできない | 4.まったくできない | 金銭管理 | |
| 13 | 電話をかけることができますか | 1.問題なくできる | 2.だいたいできる | 3.あまりできない | 4.まったくできない | 家庭内のIADL　電話 | |
| 14 | 自分で食事の準備はできますか | 1.問題なくできる | 2.だいたいできる | 3.あまりできない | 4.まったくできない | 食事の準備 | |
| 15 | 自分で、薬を決まった時間に決まった分量を飲むことはできますか | 1.問題なくできる | 2.だいたいできる | 3.あまりできない | 4.まったくできない | 服薬管理 | |
| 16 | 入浴は一人でできますか | 1.問題なくできる | 2.見守りや声がけを要する | 3.一部介助を要する | 4.全介助を要する | 身体的ADL①　入浴 | |
| 17 | 着替えは一人でできますか | 1.問題なくできる | 2.見守りや声がけを要する | 3.一部介助を要する | 4.全介助を要する | 着替え | |
| 18 | トイレは一人でできますか | 1.問題なくできる | 2.見守りや声がけを要する | 3.一部介助を要する | 4.全介助を要する | 排泄 | |
| 19 | 身だしなみを整えることは一人でできますか | 1.問題なくできる | 2.見守りや声がけを要する | 3.一部介助を要する | 4.全介助を要する | 整容 | |
| 20 | 食事は一人でできますか | 1.問題なくできる | 2.見守りや声がけを要する | 3.一部介助を要する | 4.全介助を要する | 身体的ADL②　食事 | |
| 21 | 家のなかでの移動は一人でできますか | 1.問題なくできる | 2.見守りや声がけを要する | 3.一部介助を要する | 4.全介助を要する | 移動 | |

DASC 21：（1～21項目までの）の合計点　　　　点／84点

地域包括ケアシステムにおける認知症総合アセスメント（DASC-21） ©粟田主一　東京都健康長寿医療センター研究所

体を把握し，かつ必要な支援の目安をつけることができる．なおこの評価を行うには，原則として研修を受けた専門職が行うこととされており，その点には注意が必要である．

またその他に，基本チェックリスト（図2）やスクリーニングとしてCGA7（第1章　総論「1. 糖尿病患者の高齢化問題」p.5の表を参照）を使用することも可能である．基本チェックリストは，元々は各自治体が行う介護予防事業について，近い将来，要支援・要介護状態となるおそれがある高齢者で現在介護認定を受けていない者を選定する目的で，厚生労働省によって作成された．しかし認知機能と生活機能を評価する項目が含まれており，高齢の糖尿病患者の状態を総合的に評価することに用いることが可能である．またCGA7はCGAに含まれる7つの項目によって作成された質問紙である．外来でのスクリーニングとして用い，この結果に基づいて，必要に応じてより詳細な評価を行っていくことが望まれる．

## 8　高齢者糖尿病において総合的機能評価を行う意義

これまで繰り返し述べてきたように，高齢者糖尿病患者においてはフレイルやサルコペニア，さらには認知症を合併した症例が少なくない．また高齢者糖尿病では重症低血糖をきたしやすく，重症低血糖は，認知機能を障害するとともに心血管イベントのリスクともなり得る．このような現状を背景に，欧米においては，併存疾患数やADL，認知機能，要介護レベルなどの状況に応じた，高齢糖尿病患者の血糖管理目標を段階的に設定してきた．

我が国においても「高齢者糖尿病の治療向上のための日本糖尿病学会と日本老年医学会の合同委員会」が設置され，2016年5月に高齢者糖尿病の血糖コントロール目標が提唱された（p.11の図を参照）．これにより，コントロール目標は患者の特徴や健康状態（年齢，認知機能，BADLやIADL，併発疾患，重症低血糖のリスク，余命など）を考慮して個別に設定することとされ，また重症低血糖が危惧される場合は目標下限値を設定し，より安全な治療を行うことが推奨された．

以上より，サルコペニアやフレイルによるADL低下や，認知症をすでに合併した患者においては，CGAやDASC-21による包括的な機能評価を行い，その結果に応じて個々の病態に合わせた治療目標を定めることが必要である．この過程を通して，個々の心身の機能やQOLの維持を重視した，よ

52 第2章 老年症候群と高齢者糖尿病

## 基本チェックリスト（厚生労働省作成）

| No | 質問項目 | 回答 | | 得点 |
|---|---|---|---|---|
| | **暮らしぶりその1** | | | |
| 1 | バスや電車で1人で外出していますか | 0. はい | 1. いいえ | |
| 2 | 日用品の買い物をしていますか | 0. はい | 1. いいえ | |
| 3 | 預貯金の出し入れをしていますか | 0. はい | 1. いいえ | |
| 4 | 友人の家を訪ねていますか | 0. はい | 1. いいえ | |
| 5 | 家族や友人の相談にのっていますか | 0. はい | 1. いいえ | |
| | No. 1〜5の合計 | | | |
| | **運動器関係** | | | |
| 6 | 階段を手すりや壁をつたわらずに昇っていますか | 0. はい | 1. いいえ | |
| 7 | 椅子に座った状態から何もつかまらずに立ち上がってますか | 0. はい | 1. いいえ | |
| 8 | 15分間位続けて歩いていますか | 0. はい | 1. いいえ | |
| 9 | この1年間に転んだことがありますか | 1. はい | 0. いいえ | |
| 10 | 転倒に対する不安は大きいですか | 1. はい | 0. いいえ | |
| | No. 6〜10の合計 | | | 3点以上 |
| | **栄養・口腔機能等の関係** | | | |
| 11 | 6ヶ月間で2〜3kg以上の体重減少はありましたか | 1. はい | 0. いいえ | |
| 12 | 身長（　　cm）体重（　　kg）（＊BMI 18.5未満なら該当）＊BMI（＝体重(kg)÷身長(m)÷身長(m)） | 1. はい | 0. いいえ | |
| | No. 11〜12の合計 | | | 2点以上 |
| 13 | 半年前に比べて堅いものが食べにくくなりましたか | 1. はい | 0. いいえ | |
| 14 | お茶や汁物等でむせることがありますか | 1. はい | 0. いいえ | |
| 15 | 口の渇きが気になりますか | 1. はい | 0. いいえ | |
| | No. 13〜15の合計 | | | 2点以上 |
| | **暮らしぶりその2** | | | |
| 16 | 週に1回以上は外出していますか | 0. はい | 1. いいえ | |
| 17 | 昨年と比べて外出の回数が減っていますか | 1. はい | 0. いいえ | |
| 18 | 周りの人から「いつも同じ事を聞く」などの物忘れがあると言われますか | 1. はい | 0. いいえ | |
| 19 | 自分で電話番号を調べて、電話をかけることをしていますか | 0. はい | 1. いいえ | |
| 20 | 今日が何月何日かわからない時がありますか | 1. はい | 0. いいえ | |
| | No. 18〜20の合計 | | | |
| | No. 1〜20までの合計 | | | 10点以上 |
| | **こころ** | | | |
| 21 | （ここ2週間）毎日の生活に充実感がない | 1. はい | 0. いいえ | |
| 22 | （ここ2週間）これまで楽しんでやれていたことが楽しめなくなった | 1. はい | 0. いいえ | |
| 23 | （ここ2週間）以前は楽にできていたことが今ではおっくうに感じられる | 1. はい | 0. いいえ | |
| 24 | （ここ2週間）自分が役に立つ人間だと思えない | 1. はい | 0. いいえ | |
| 25 | （ここ2週間）わけもなく疲れたような感じがする | 1. はい | 0. いいえ | |
| | No. 21〜25の合計 | | | |

☆チェック方法
　回答欄のはい、いいえの前にある数字（0または1）を得点欄に記入してください。

☆基本チェックリストの結果の見方
　基本チェックリストの結果が、下記に該当する場合、市町村が提供する介護予防事業を利用できる可能性があります。お住まいの市町村や地域包括支援センターにご相談ください。

● 項目6〜10の合計が3点以上
● 項目11〜12の合計が2点
● 項目13〜15の合計が2点以上
● 項目1〜20の合計が10点以上

**図2** 基本チェックリスト

JCOPY 498-12378

り適切な治療やケアを行うことが可能となる.

## おわりに: 多職種連携の重要性

　本稿は，主に ADL に関わる高齢糖尿病患者の特徴と CGA による評価方法，および血糖管理目標に関して重要な点を述べた．なお，CGA をはじめとする高齢者総合機能評価を実施するには，高齢者に対する多職種医療ケアチームの存在があることが望ましい．多忙な日常診療において，複雑かつ多方面に問題を抱えた高齢糖尿病患者の状態を正確に評価・判断し対応していくには，医師，看護師，理学療法士，薬剤師，栄養士，社会福祉士などによる分担と協力がなければ達成は困難であることが予想される．高齢者を総合的に評価するためには，異なった職種間で常に協調し，共通の言語で意思を疎通し，問題点を検出してその改善を図るようなチーム医療の活動が重要であることを理解してもらい，今後の高齢者糖尿病に対するきめ細やかな医療が達成されることを期待する.

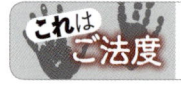 高齢者の ADL・認知機能低下を見た時，総合的な機能評価をしないまま安易に治療・ケアを決定しないこと！

## 【参考文献】

1) Basu R, Breda E, Oberg AL, et al. Mechanisms of the age-associated deterioration in glucose tolerance: contribution of alterations in insulin secretion, action, and clearance. Diabetes. 2003; 52: 1738-48.

2) Park SW, Goodpaster BH, Strotmeyer ES, et al. Accelerated loss of skeletal muscle strength in older adults with type 2 diabetes: the health, aging, and body composition study. Diabetes Care. 2007; 30(6): 1507-12.

3) Kalyani RR, Tian J, Xue QL, et al. Hyperglycemia and incidence of frailty and lower extremity mobility limitations in older women. J Am Geriatr Soc. 2012; 60: 1701-7.

4) Bremer JP, Jauch-Chara K, Hallschmid M, et al. Hypoglycemia unawareness in older compared with middle-aged patients with type 2 diabetes. Diabetes Care. 2009; 32: 1513-7.

5) Whitmer RA, Karter AJ, Yaffe K, et al. Hypoglycemic episodes and risk of dementia in older patients with type 2 diabetes mellitus. JAMA. 2009; 301: 1565-72.

〈石川崇広　横手幸太郎〉

第3章　高齢者糖尿病の対策と診療のコツ

# 1 食事療法（咀嚼機能と嗜好の変化について, 医科の立場から）

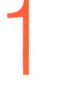

**ここが重要！**

1　高齢者においても高血糖, 脂質異常症, 高血圧, 肥満の是正に食事療法は有用である.

2　一方で嚥下障害, 味覚障害, 嗜好の変化, 食欲不振などから容易に低栄養に陥りやすいため, 過栄養, 低栄養の両方の視点から栄養評価が必要である.

3　栄養管理計画をたてる際にも日常生活動作（ADL: activities of daily living）の低下に伴って, 必要な食材の調達力や調理能力が低下すること, また介護者の有無など家庭環境も考慮する必要がある.

**Key Words** 低栄養, 体組成変化, 摂食嚥下障害, 味覚障害

## 症例呈示

78歳, 糖尿病を有する左舌癌術後の男性患者

〔病歴〕57歳より糖尿病を指摘され, 近医にてインスリン分泌促進薬, スルホニル尿素薬内服を開始し, HbA1cは7.0％台と横ばいとなっていた. 半年前から舌の腫瘤を自覚し, 腫瘍増大を認めたため近位の歯科院受診. 舌癌を指摘され, 当院受診し手術適応となり, 腫瘍摘出術のため入院となった.

〔既往歴〕

3歳　ジフテリア

40歳　高血圧

57歳　糖尿病, ナテグリニド（ファスティック）30mg 3T, ビルダグリプチン（エクア）50mg 2T

72歳　脳梗塞, 不整脈

# 1. 食事療法（咀嚼機能と嗜好の変化について，医科の立場から）

〔身体所見〕身長 162.0cm，体重 62.8kg，BMI 23.9kg/m²，血圧 132/70mmHg，HbA1c 7.2%，空腹時血糖 129mg/dL，食後 2 時間血糖 193mg/dL，尿糖 +1，尿ケトン（−），尿蛋白（±），総コレステロール 190mg/dL，HDL コレステロール 46mg/dL，LDL コレステロール 132mg/dL，中性脂肪 202mg/dL，尿素窒素 23mg/dL，クレアチニン 0.90mg/dL，推算 GFR 62.6，AST 24mg/dL，ALT 19mg/dL，γGTP 41mg/dL，血清アルブミン 4.5g/dL，CRP 0.4 mg/dL

CT にて冠動脈左回旋枝，左前下行枝末梢に狭窄あり，左室心尖部や側壁に陳旧性の心筋梗塞あり，冠動脈造影検査を実施し，病変血管は 2mm 程．この場合のステント留置の再狭窄リスクが高いため，薬物療法開始．

喫煙：20 本×60 年，飲酒：日本酒 1 合×毎日，年齢相当の認知機能の低下あり

家族構成：妻，長女，長男，長女の娘（本人にとっては孫）と養子縁組をしている．

〔臨床経過〕（栄養管理中心）

手術直後は咀嚼困難であったことから経鼻胃管栄養にて管理を行い，嚥下訓練が進むとともに，退院時，咀嚼しやすい形態の調理方法についての指導を行い退院となった．

　脳梗塞，虚血性心疾患などの糖尿病大血管障害を有する高齢者糖尿病患者である．軽度の認知症があり，舌癌術後の嚥下咀嚼困難を伴っている．今後，サルコペニアや低栄養などに容易に陥る可能性があり，そのような観点から外来で長期的な食事療法が必要な症例である．食事指導は本人のみでは当然不十分であり，介護者にも患者の病態を理解してもらった上で食事指導を行う必要がある．

## 1 高齢者糖尿病と食事療法

　J-EDIT の結果から高齢者糖尿病患者は，食事中のたんぱく質の割合が少なく脂肪の割合が多いこと，魚や野菜を多く摂取する群と比較して，肉や脂肪を多く摂取する群は死亡率が高いことが報告されており，高齢者といえども食事療法を行うことは重要である[1]．高梨らによれば，60 歳以上の糖尿

病患者へ栄養指導を行った結果，HbA1c の改善が見られることが報告されている[2]．一方で高齢には若年者にはない特徴がある．例を挙げると，

①糖尿病以外の複数の疾患を有していること．認知症なども併存していることがあげられる．また疾患とまでいかなくとも嚥下力の低下，味覚の変化に加え，筋肉量の低下など体組成も年々変化していく．

②高齢者では長年培った生活様式が多岐にわたり，若年者に比して生活習慣を変えることが容易ではなく，また食生活を変える意欲も低い．

このような高齢者の特徴を踏まえて栄養相談を行う必要がある．以下に栄養管理に関連する高齢者糖尿病患者の身体の変化，摂食嚥下障害，嗜好の変化，低栄養について記載するとともに食事療法上のポイントを示す．

## 2　高齢者の身体組成変化

　高齢者では脂肪組織割合が増加し，筋肉や骨格などの除脂肪体重が減少する（サルコペニア，詳細は他稿を参照）．この体組成の変化に伴い基礎代謝やADL が低下する．一般的に基礎代謝は加齢と共に減少し，10 年の経過により 1〜3％ほど減少すること，さらに男性では除脂肪体重の減少が大きいことから，基礎代謝の減少率が大きいことが報告されている（図1）．特にADL の低下は筋肉や関節の老化，骨疾患が原因となることが多い．またADL の低下に伴い嚥下障害・食事摂取量の低下を招く．その他，高齢者の

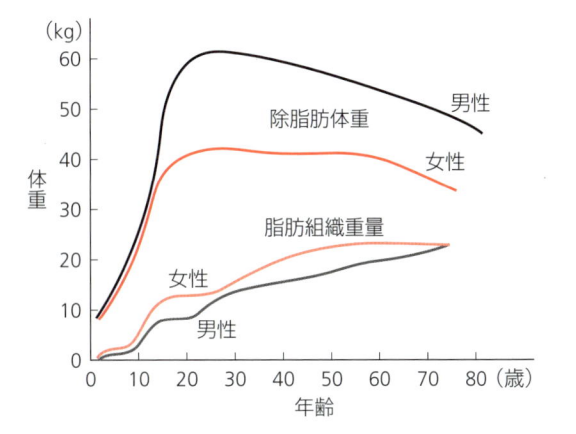

**図1** 年齢と体組成の変化

(日本病態栄養学会, 編. 病態栄養ガイドブック)

1. 食事療法（咀嚼機能と嗜好の変化について，医科の立場から） **57**

特徴として低血糖や高血糖，脱水などの自覚症状が出現しにくいことが挙げられる．高齢者は年齢が同じであっても，それまでの食習慣はさまざまであり，個人に対応した栄養管理が求められる．定期的に栄養状態のアセスメントを行い，過栄養の対応だけではなく，低栄養に対しても適切な栄養補給を行うことが重要である．

## 3 摂食嚥下障害

摂食嚥下障害は多くの疾患に伴って生じ，脱水や低栄養に繋がりやすい．特に高齢者では，脳血管障害の既往や筋肉量の低下，口腔内環境の変化から，咀嚼機能の低下を招きやすい．さらに，高齢者糖尿病患者においては高次機能を障害するリスクが高く，明らかな脳梗塞のエピソードがなくても，画像診断を行うことで多発性脳梗塞と診断される例もある．そのため，高齢者糖尿病患者の食事指導にあたっては摂食嚥下障害の有無を評価する必要がある．摂食嚥下障害を有している場合，食事の硬さ，付着性，凝集性などに配慮した嚥下調整食（表1，日本摂食嚥下リハビリテーション学会の分類に基づく内容）に相当する食事の必要性を判断する．言語聴覚士や管理栄養士による食事形態・栄養量に関する評価や計画を参考にすることも望ましい．

**表1** 日本摂食嚥下リハビリテーション学会の分類と代表する食材一覧

| 分類 | 特徴 | 例 |
|---|---|---|
| 0j | 均質で付着性が低く，凝集性が高く，離水が少なく，スライス状にすくうことが可能なゼリー状のもの | たんぱく質を含まないゼリー類 |
| 0t | 均質で付着性が低く，凝集性が高いとろみをつけた水 | とろみをつけた水 |
| 1j | 咀嚼は容易に可能であり，均質でなめらかな離水が少ないもの | 重湯ゼリー，粥ゼリー，プリン，ムース類 |
| 2-1 | ミキサー・ピューレ・ペースト状の形態であり，なめらかで均質なもの | ペースト状のお粥，ポタージュ類，ミキサーに十分にかけてとろみをつけたもの |
| 2-2 | ミキサー・ピューレ・ペースト状の形態であり，軟らかい粒を含むもの | ミキサー粥，卵豆腐，温泉たまご，ヨーグルト |
| 3 | 形はあるが，舌でつぶせることができ，口腔内で食塊形成が容易なもの | 全粥，スクランブルエッグ，熟したバナナ |
| 4 | 箸やスプーンで切れる軟らかさをもち，歯茎で押しつぶして噛めるもの | 軟飯，全粥，挽肉で軟らかく形成した団子，皮なしの魚の煮物，オムレツ，缶詰の果物 |

**JCOPY** 498-12378

## 4 摂食嚥下障害を有する高齢者糖尿病患者の食事療法のポイント

### 1）食事の形態

摂食嚥下障害者用の食事は，「食べやすさ」という視点に立って考えた食事であるため，食べやすさ，飲みやすさに配慮されている．一方で，高齢者糖尿病患者の場合，血糖コントロールのための糖質量や総エネルギー量まで配慮しながら調整を行う必要がある．

### 2）エネルギー

摂食嚥下障害を有することを理由に，総エネルギー摂取量の調整を行うよりも，原疾患や合併症に準じたガイドライン，また基礎代謝測定量を基に算出を行う．

摂食嚥下障害用の食事は水分を多く含むように工夫されているため，容量と摂取エネルギー量は比例しないことが多いことに注意し，エネルギーの摂取不足にならないようにする（表2）．

### 3）糖質

食事の形態調節のため，粥，いも類，ゼリー類などの調理しやすい糖質類に偏り，食物繊維，ビタミン類が不足しがちな食事になる傾向がある．

### 4）水分

高齢者は渇中枢が低下していることから，口渇の訴えが少なく，容易に脱水に陥りやすい．さらに摂食嚥下障害を有する高齢者はサラサラした水分を好まないため，自然に飲水量が低下しやすい環境となる．近年発売された経口血糖降下剤 SGLT2 阻害薬の内服により，脱水を引き起こす場合もあり注意を要する．

## 5 嗜好の変化と食事療法

食べ物のおいしさはさまざまな感覚によって形成されている（図2）．高

**表2** 男性茶碗1杯分（容量 200mL）に含まれる主食の容量と栄養量の違い
（第七訂 日本食品成分表を基に算出）

| 主食の種類 | 重量（例） | エネルギー | 糖質量 | 水分量 |
|---|---|---|---|---|
| 米飯 | 180g | 302kcal | 67g | 108g |
| 全粥 | 200g | 142kcal | 31g | 166g |

1. 食事療法（咀嚼機能と嗜好の変化について，医科の立場から）　59

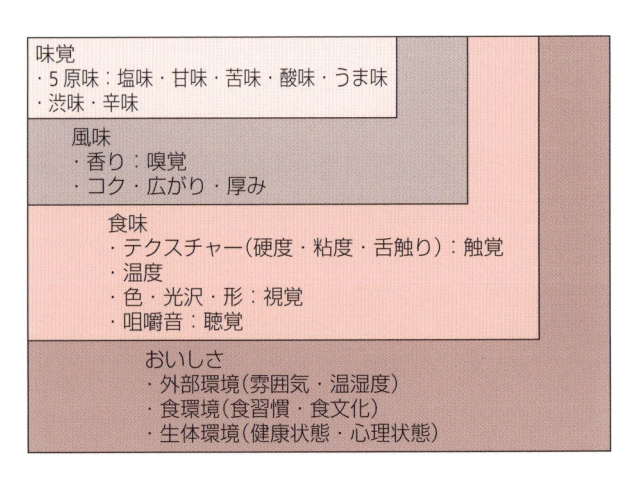

**図2** おいしさを形成している感覚

齢者ではこれらの感覚の感受性が全般的に低下するが，その一つに味覚がある．味覚の変化は高齢者糖尿病の食事療法に重要な調味料の調節などにも影響を与えるため，医療者は理解しておくと良い．

## 1）高齢者の味覚の感じ方

　口腔内に取り込まれた食物は，咀嚼されることで唾液中に味物質を溶出す

**表3** 高齢者の味覚障害の割合

対象者にアンケート調査を行った結果，慢性的な味覚障害を有している人口は 65〜74 歳に限ると 10.5 人 / 千人へ上昇する．

| 年齢（歳） | 人数(百万人) | 人口分布(%) | 慢性的な嗅覚障害<br>（千人当たり） | 慢性的な味覚障害<br>（千人当たり） |
|---|---|---|---|---|
| ≦16 | 66.6 | 25.6 | — | — |
| 17〜24 | 28.7 | 11.1 | 4.7 | 1.1 |
| 25〜34 | 41.4 | 15.9 | 7.2 | 1.7 |
| 35〜44 | 41.5 | 16.0 | 10.2 | 4.5 |
| 45〜54 | 29.7 | 11.4 | 14.1 | 5.7 |
| 55〜64 | 20.7 | 8.0 | 19.9 | 8.4 |
| 65〜74 | 18.3 | 7.0 | 26.5 | 10.5 |
| 75 以上 | 12.8 | 4.9 | 46.0 | 20.4 |
| 合計 | 259.6 | 100.0 | 14.2 | 5.5 |
| 成人全体での人数<br>（百万人） | | | 2.7 | 1.1 |

(Hoffman HJ, et al. Ann N Y Acad Sci. 1998; 866: 716-22)

60 第3章 高齢者糖尿病の対策と診療のコツ

る．味物質は茸状乳頭，葉状乳頭，有郭乳頭に存在する味蕾が有する味細胞により味覚刺激を受け認識される．加齢に伴い，乳頭数の減少および乳頭あたりの味蕾の数の減少を示す報告が多い．Beaver Offspring Study では，65歳以上，男性，多量飲酒者，喫煙者での舌表面の茸状乳頭の数が減少していることが報告されている．この変化は末梢感覚の受容器の感受性が主となり，中枢機能の低下を原因とする報告は少ない（表3）．また唾液分泌量の低下，義歯装着も味受容に悪影響を及ぼしている可能性もある．

## 2) 味覚障害の種類

味覚の変化には薬剤性，特発性，上気道炎性，亜鉛欠乏性などいくつか要因がある．また薬剤の中には亜鉛とキレートを形成し，亜鉛の排泄を増加させる作用を持つものがあるため（表4），糖尿病以外の内服にも注意をし，血清中の亜鉛濃度を測定することも味覚障害の改善のための方策の一つである．

**表4** 味覚障害を起こす可能性のある薬剤

| | |
|---|---|
| 降圧薬 | カプトプリル（カプトリル），カンデサルタン（ブロプレス），バルサルタン（ディオバン） |
| 冠拡張薬 | ベシル酸アムロジピン（アムロジン） |
| 利尿薬 | フロセミド（ラシックス） |
| 解熱・鎮痛薬 | ジクロフェナクナトリウム（ボルタレン） |
| 脂質異常症治療薬 | アドルバスタチンカルシウム（リピトール） |
| 肝治療薬 | チオプロニン（チオラ） |
| 消化性潰瘍治療薬 | オメプラゾール（オメプラール），ファモチジン（ガスター） |
| 甲状腺疾患治療薬 | チアマゾール（メルカゾール） |
| パーキンソン病治療薬 | レボドパ（ドパール） |
| 抗菌薬 | 塩酸ミノサイクリン（ミノマイシン），レボフラキサシン（クラビット），アモキシシリン（サワシリン） |
| 抗ウイルス薬 | ザナミビル水和物（リレンザ） |
| 抗真菌薬 抗不安薬 | 塩酸テルビナフィン（ラミシール）トリアゾラム（ハルシオン） |
| 抗悪性腫瘍薬 | フルオロウラシル（5-FU），シスプラチン（ランダ） |
| 抗アレルギー薬 | 塩酸エビナスチン（アレジオン），ロラタジン（クラリチン） |
| 痛風治療薬 | アロプリノール（ザイロリック） |

（福永明子. 特集 味覚障害を学ぼう－適切な患者対応のためのポイント　薬剤性味覚障害.
臨床栄養. 2015; 127(1): 29-33）

**JCOPY** 498-12378

**表5** 味覚障害を有するときの調理ポイント

| 対応のポイント | 具体的な食材・料理での工夫 |
|---|---|
| ・変化の状態に応じ味付けを配慮<br>　甘味を抑える，利かせる<br>　塩分を抑える，利かせる<br>　はっきりした味の料理　など<br>・おいしく感じる料理を提供する<br>・においにも配慮する<br>・香や食感，彩り，見た目の良いもの<br>　(他の感覚を活用)<br>・香味や香辛料を活用する<br>・酸味を利かせる<br>・別付の調味料で各自調整可能にする | ・冷たい麺，やきそば，寿司<br>・乳製品<br>・酢の物，麺類，果物，デザート類<br>・酢，梅ソース，果物の酸味活用<br>・ごま，わさび，大葉，のり，梅 |
| ・亜鉛，微量元素，ビタミンの補給 | ・栄養補助食品の活用 |
| ・口腔ケア | |

(日本栄養士会ウェブサイトより)

### 3) 味覚障害がある場合の食事療法のポイント

　高齢者糖尿病患者では調理の味付けがわかりにくくなり，極端に濃くなったり薄くなったりする．味付けが濃くなると塩分や糖分の過剰が摂取になり，高血圧や高血糖の誘因となる．また食べた時のおいしさがわかりにくいので，摂食量の低下につながる．そのため，おいしさを形成する感覚（味覚・風味・食味・環境）を上手に使い，味覚障害があっても他の感覚が補うことでおいしい食事が楽しめる工夫が必要である（表5）．

## 6　低栄養と食事療法

　高齢者糖尿病患者では過栄養のみならず低栄養にも注意を要する．低栄養の誘因として，①糖尿病以外の疾患の治療や病態による食欲不振，②本人や家族による過剰な食事制限，③脳血管障害による咀嚼機能の低下と感覚機能の低下による味覚障害などが挙げられる．この状態における問題点は，必要エネルギーに満たない摂食量となることである．摂取エネルギーが1,100kcal以下の高齢糖尿病患者はそれ以上摂取する患者と比べて死亡しやすいことが報告されている（図3）．反対に，エネルギーの過剰摂取が予測される肥満高齢者糖尿病患者においても，筋肉量の減少は加齢と共に生じ，ADLの低下を発生させることもある．エネルギーが適切に摂取されているかを評価し，過栄養や低栄養を避けるためには定期的な体重測定が最も有用

**62**　**第3章　高齢者糖尿病の対策と診療のコツ**

であり，日々実践されるべきである．また低栄養が存在するとサルコペニア
につながり，活動量の低下から身体機能の低下をもたらす．それらが摂取エ
ネルギーや消費エネルギーの低下，食欲低下をもたらし，栄養不良を促進さ

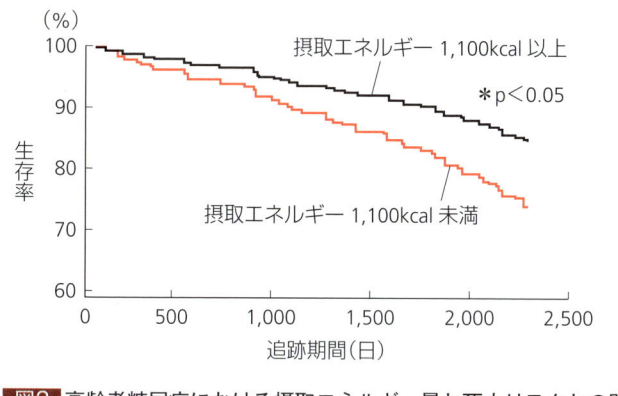

**図3** 高齢者糖尿病における摂取エネルギー量と死亡リスクとの関係

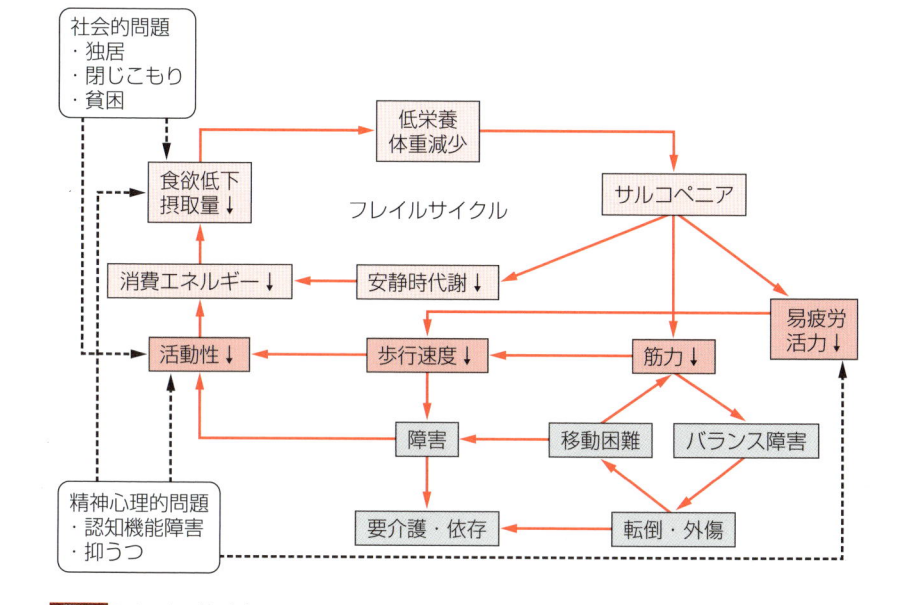

**図4** フレイルサイクル

(飯島勝矢. サルコペニアはフレイルの主たる原因か. Modern Physician. 2015; 35(7): 852-6)

**表6** 食欲がない時の食事療法

| 対応のポイント | 具体的な食材・料理での工夫 |
| --- | --- |
| ・少量から試してみる<br>・1回の食事量を少なく，回数を増やす<br>・食べたいものを食べてみる<br>・消化や栄養的に良いなど関係なく食べられるもの，好きなものを食べる<br>・食べたいものを食べられるときに食べる<br>・いろいろ試してみる | ・サンドイッチ，海苔巻，おにぎりなど一口サイズで手軽に食べられるもの<br>・市販冷凍品，レトルト食品，まとめ調理 |
| ・冷たいものを試してみる<br>・常温または冷やして食べる<br>・においに配慮する | ・冷たい麺，寿司，パン，デザート類，果物 |
| ・"あっさり""すっきり""さっぱり"したものにする<br>・のどごしが良いものにする<br>・食感，歯ごたえの良いものにする | ・酢，梅干，酢の物，サラダ，麺類，果物，デザート類<br>・豆腐，温泉卵，茶碗蒸し，山芋，納豆<br>・あんかけ，くず，おろし調理，ムース<br>・生野菜，スナック菓子・せんべい |
| ・食欲をそそるよう食器や盛り付けに工夫<br>・香辛料や酸味を加えてみる<br>・味・香のバリエーションを変える<br>・季節料理・郷土料理など気分を変える<br>・濃い味付け，好みの味付けにする | ・ソース，ドレッシング，トッピング，香味野菜，調味料など別盛　各自調整<br>・ごま，わさび，大葉，のり，梅 |
| ・主食を変えたり，アレンジしてみる<br>・ごはんのお供を探す | ・サンドイッチ，菓子パン，麺類，寿司類<br>・カレー，お茶漬け，焼きそば，たこ焼，納豆，漬物，キムチ，梅干 |
| ・エネルギー・栄養アップの工夫 | ・栄養補助食品の活用・アレンジ<br>・デザート類，油脂・甘味料の活用 |

(日本栄養士会ウェブサイトより)

せる「フレイルサイクル」といった悪循環をもたらす（図4）．予防のためには身体の生理機能を維持させるためのエネルギーとたんぱく質を摂取することが重要である（表6）．

## 最後に

　高齢者糖尿病の食事療法では加齢に伴う生理機能の変化に，食習慣や食嗜好が影響を受けてしまう．そこで，家族や入居施設の職員などの協力者への栄養指導や調理指導，宅配サービスの紹介など，個人の食環境全般を捉え，実施可能な食事療法を医療者はサポートすることが重要である．

64　第3章　高齢者糖尿病の対策と診療のコツ

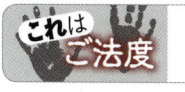 栄養量のみを考え，摂食嚥下障害に配慮しない食事療法は誤嚥性肺炎や低栄養などを招く．

【参考文献】
1) 鎌田智英美. 食事療法. 日本臨牀. 2013; 71(11): 1970-5.
2) 高梨　薫, 杉澤秀博, 手島陸久, 他. 高齢者糖尿病患者の食事療法・運動療法の遵守度と治療に対する信念及び家族支援との関係. 老年社会科学. 1996; 18(1): 41-9.

〈小倉香名　竹本　稔〉

第3章 高齢者糖尿病の対策と診療のコツ

# 2 口腔フレイル対策，歯科受診・治療の必要性（歯科の立場から）

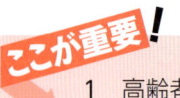

1 高齢者に起こりやすい口腔フレイルは，摂食量低下と栄養のアンバランスを引き起こすことで，日和見感染，体力低下の悪循環による疾病の悪化，要介護度の上昇，そして糖尿病の発症と進行を招きやすい．

2 歯周病に罹患している高齢者では，口腔フレイルに陥りやすい．

3 高齢者糖尿病における口腔フレイルは，認知症の進行を助長する危険性がある．

4 糖尿病患者にとって，医科歯科連携による口腔内感染巣除去と咀嚼機能回復が重要である．

**Key Words** 高齢者，糖尿病，口腔フレイル，認知症

---

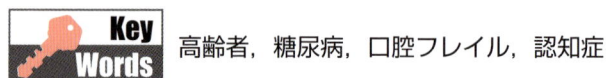

### 症例呈示1 咀嚼機能改善が血糖コントロール改善に影響を及ぼしたと考える症例

〔症例〕76歳男性

〔現病歴〕2015年12月，3年前に作製した下顎義歯が不安定になり，義歯で咀嚼する際に左下顎堤に疼痛を覚えるため，精査加療を希望して来院した．

〔既往歴〕2型糖尿病，高血圧症，糖尿病性腎症，大動脈弁閉鎖不全，脳梗塞後遺症

〔臨床経過〕歯科初診時において，口腔内の残存歯が少なく，また義歯の適合が不良であったことから，咀嚼機能が著しく低下していた．そこで，修理した義歯を使用することによって咀嚼機能の改善をはかったところ，歯科初診時から6か月後には，HbA1cが8.6%から

66　第3章　高齢者糖尿病の対策と診療のコツ

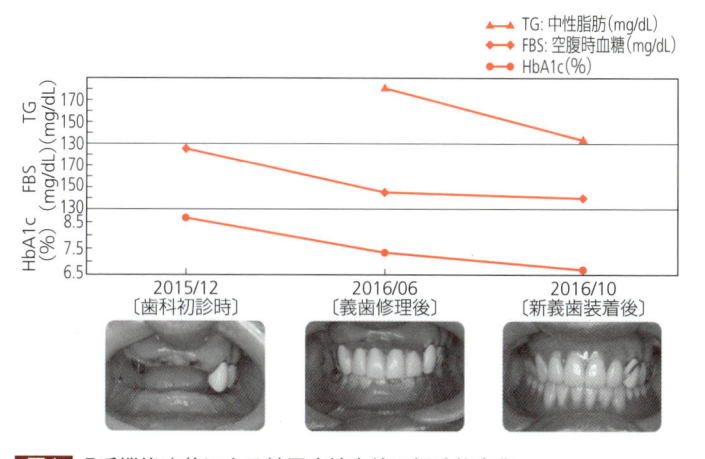

**図1** 咀嚼機能改善による糖尿病検査値の経時的変化

7.3%，空腹時血糖が185mg/dLから145mg/dLに低下した．その後，新たに義歯を作製して使用したところ，咀嚼機能がさらに上昇し，それに呼応してHbA1cが6.6%，空腹時血糖が139mg/dLにまで低下した．また，義歯修理後に181mg/dLであった中性脂肪も132mg/dLに低下した．本症例を通して，糖尿病治療と併行して咀嚼機能を改善することが，血糖コントロールや脂質代謝の改善の一助となるこが示唆された．

---

## 症例呈示2　認知症発症によりプラークコントロールと血糖が悪化した症例

70歳女性

〔主　訴〕臼歯部の冷水痛とブラッシング時の出血

〔既往歴〕2005年：高血圧症，2型糖尿病，不整脈，痛風，多発性関節炎

2007年：心筋梗塞，ペースメーカー留置

2012年：認知症

〔臨床経過〕歯科初診時の患者は，「前歯を白くしたい」と審美性にも関心があった．また，2型糖尿病や不整脈などの複数疾患に罹患していたが，健康に対する意識レベルは高く，HbA1cは7%以下と良好に

2. 口腔フレイル対策，歯科受診・治療の必要性（歯科の立場から） *67*

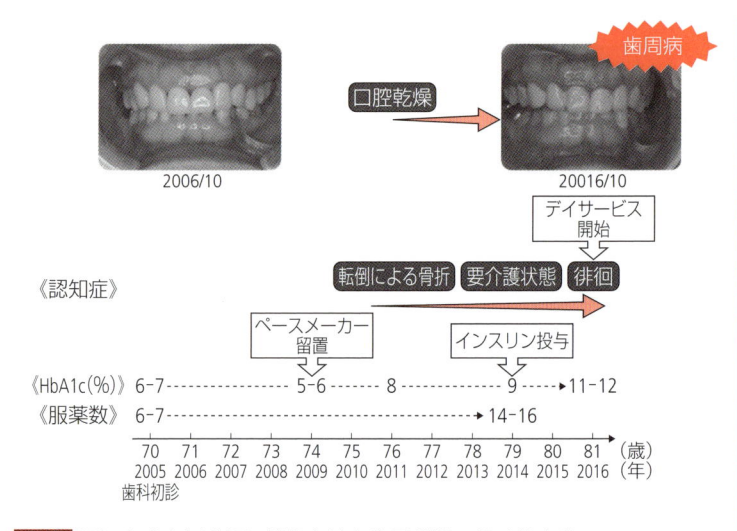

**図2** 認知症発症と進行に伴う血糖と歯周状態の経時的変化

コントロールできていた．主訴に対して，う蝕および歯周治療を行った後，定期的に口腔衛生管理を継続していた．3年後の2008年に，心筋梗塞を発症し，ペースメーカーを留置した．2009年には，血糖コントロール不良となった．その後，顎関節症による開閉口障害を呈するようになった．2013年から，物忘れが頻繁になり，話の理解力も低下していった．同時期から，ブラッシングも不十分になり，血糖コントロールは徐々に悪化していった．2014年から，たびたび転倒するようになり，歯科受診に付き添いが必要となった．認知症が，うがいの方法を忘れる程度にまで進行し，付随してHbA1cは11～12%に悪化，口腔内のプラークコントロールも不良になった．定期的口腔衛生管理開始時（2006年10月）から2016年10月受診時までの口腔内と全身状態の経過を図2に示す．認知症の進行に連動して糖尿病が悪化し，さらには全顎的に歯肉に発赤腫脹を伴う歯肉炎を呈するようになった．

## 1 口腔フレイルとは

　高齢者では，身体的，精神・心理的，社会的な要因から種々の機能が低下し，多様に出現する健康障害に対する脆弱性が増加する．この状態を，日本老年医学会はフレイル（虚弱）と提唱している．その一つに摂食機能の低下が挙げられる．この口腔機能の低下を口腔フレイルという．摂食機能の低下は，咀嚼力低下，嚥下機能低下，咬合支持喪失などに起因する．また，高齢者に起こりやすい精神的要因，あるいは複数の基礎疾患に対する服薬治療による多剤併用から，知らないうちに食欲減退につながる危険性もある．これらの問題は，摂食量低下と栄養のアンバランスとなる結果，高齢者に多い低栄養や栄養過多を引き起こしやすくなる．低栄養となった高齢者は，免疫力の低下による感染症（日和見感染），体力低下の悪循環による疾病の悪化，生活自立度（ADL）の低下に伴う要介護度の上昇など，生命に関わる危険な状態に陥りやすくなる（図3）．一方で，栄養過多となった高齢者は，糖尿病の発症と進行を招きやすい．

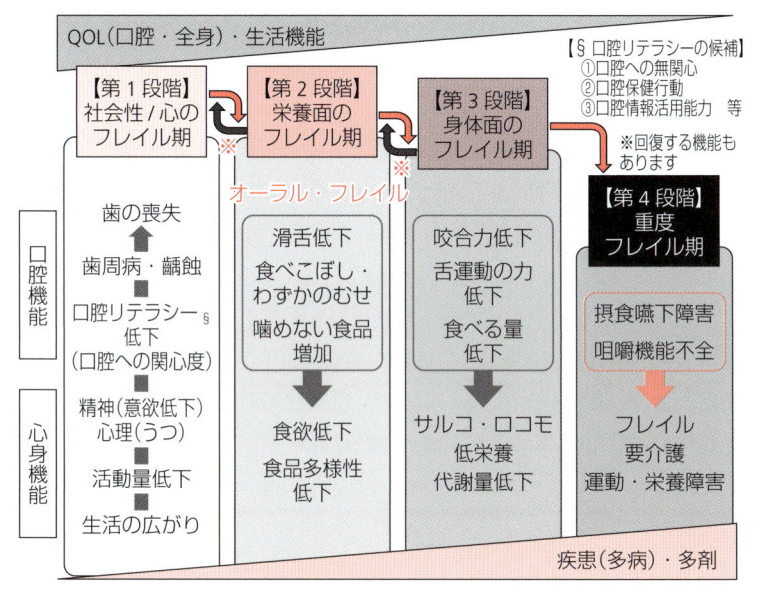

**図3** 高齢者の「食」から考える虚弱フロー

（飯島勝矢. 平成 26 年度 老人保健事業推進費等補助金 老人保健健康増進等事業. 2015）[2]

2. 口腔フレイル対策，歯科受診・治療の必要性（歯科の立場から）

## 2 高齢者糖尿病における口腔フレイルに関わる問題点

### 1）歯周病が引き起こす口腔フレイル

　平成 23 年歯科疾患実態調査によると，30 歳以上で約 80％以上が歯周病に罹患している．歯周病は，歯周病原細菌の感染により歯周組織に炎症が起きる細菌感染症である．人の口腔内には，約 700 種類の細菌がいると言われている．その中でも偏性嫌気性菌である *Porphyromonas gingivalis*（*P. gingivalis*）が，代表的な歯周病の原因細菌である．歯は歯根膜，歯槽骨，歯肉などの歯周組織で支えられている．歯と歯肉の溝（歯肉溝）に蓄積した歯垢中の歯周病原細菌が歯周組織に感染し，炎症が引き起こされる．炎症初期では歯肉の発赤，腫脹に留まるが，さらに進行すると歯肉だけでなく歯槽骨や歯根膜まで破壊され，歯がグラグラと動揺し始める．そして，遂には歯を喪失することになる（図 4）．このような進行の過程で自覚症状がほとんどなく，歯を失った時に歯周病に気づく人も少なくない．咀嚼に耐えられず抜歯となるため，現在の日本人の歯を失う最大の原因となっている．このような歯の喪失に伴い咀嚼能力は低下し，ほとんど咀嚼せずに飲み込んだり，軟食を飲み込むような摂食状態になる．この状態は，特に高齢者によくみられる．つまり，歯周病を放置することが，口腔フレイルを引き起こす原因となる．

### 2）歯周病と糖尿病の関係

　歯周病により歯を失うことは，高齢者にとって咀嚼能力低下につながるだけの問題には留まらない．歯周病は糖尿病と相互に関係しており，糖尿病の第 6 番目の合併症と言われている．また，歯周病が第 4 番目の合併症である動脈硬化にも影響を及ぼす．

　前述のような歯周病の進行に伴って起こる口腔フレイルは，食後の血糖上昇を抑える食物繊維

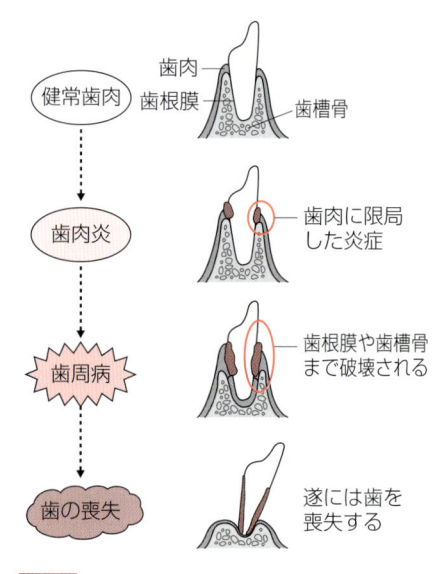

**図4** 歯周病の病的変化

などは摂取しにくく，自ずと早食いとなり，その結果，食後血糖の上昇をきたすことになり得る．そして，さらなる糖尿病とその合併症の重症化へと繋がる．

### 3) 歯周病とそれに伴う口腔フレイルが引き起こす精神疾患と認知症

歯周病はまた，認知症と関連していると言われている．その原因の1つとして，歯周病原細菌による感染がアルツハイマー病の進行に関与しているとの報告がある．口腔機能の低下により問題となるのは，摂食障害だけに留まらない．この口腔フレイルが，四肢筋肉量やADLの低下に影響するとも言われている．そうなると，家に閉じこもりがちになり，社会的にも孤立しやすくなる．その状態が続くと，うつ病や認知症を呼び寄せることが予測される．実際に，日本における臨床研究から，歯がほとんどなく義歯を使用していない高齢者は，20本以上の歯を保有している高齢者に比較して認知症になりやすいとの報告がある．この原因には，歯がほとんどなく義歯を使用しないことでビタミンなどの摂取不足となること，咀嚼機能が低下することで脳への刺激が減少すること，歯を失う過程で歯周病による炎症の影響が脳にも波及することなどが考えられている．このように，口腔フレイルは高齢者に精神疾患と認知症を引き起こす原因ともなる．

### 4) 糖尿病患者に多い認知症

また，糖尿病は認知症とも深くかかわっている．糖尿病を伴う高齢者では非糖尿病の高齢者に比べて，アルツハイマー病や血管性認知症の発症リスクが2〜4倍に上昇すると言われている．

近年における研究から，インスリン抵抗性が，認知症の進行に影響していると考えられている．また，糖尿病患者がアルツハイマー病を発症しやすい理由として，糖尿病の合併症である脳の動脈硬化がある．動脈硬化が進めば脳梗塞の発症リスクが高くなり，血管性認知症にもなりやすくなる．このような高齢者糖尿病では，口腔フレイルを伴うことが認知機能の低下を助長することになる．

## 3 高齢者における口腔フレイル予防対策

以上のことから，健康長寿を目的とした口腔フレイルに対する予防対策が求められる．これは高齢者になってからでは遅く，より早い時期からの対策が重要である．症例呈示1では，義歯を装着して咀嚼機能を回復させるこ

とによって，血糖コントロールが改善したと考えられる．したがって，糖尿病患者においては，歯周病を早期に発見し，口腔内感染巣除去と咀嚼機能回復を行うことが，口腔フレイルの予防と糖尿病のコントロールに繋がる．また，症例呈示2のような，糖尿病悪化と認知症発症による歯周病発症という負のスパイラルを防ぐには，医科歯科連携下で，糖尿病治療と併行して定期的な歯周病管理を継続することが重要である．つまり，患者の糖尿病と歯周病の状態について内科医と歯科医師が常に情報共有するために，糖尿病連携手帳（公益社団法人 日本糖尿病協会）や糖尿病・歯周病医科歯科連携手帳（千葉保険医協会）の活用を推奨する．

さらに，歯周治療を行ううえで下記事項に留意する．

## 1）歯科からの情報提供

歯周治療を開始する前に，医科へ歯周病の重症度とそれに対する治療計画を伝えておくことが重要である．加えて，その治療を行うために必要と想定される歯科治療期間を医科に伝えておくと，医科主治医は，その情報をもとに医科治療の進め方を検討でき，歯科主治医へも歯科治療のために必要な情報を提示しやすくなる．これらは，糖尿病患者に対して医科歯科連携下で歯周病管理を円滑に進めるうえで必要となる．

## 2）医科への問い合わせ

歯科からの情報提供に次いで，糖尿病のコントロール状態，合併症の有無とそれら合併症に対するコントロール状態について問い合わせる．これは，糖尿病患者では，歯科受診時に低血糖発作を起こしたり，歯周治療や観血処置によって易感染や治癒不全を起こしやすい患者も多いからである．糖尿病の治療薬には他の薬剤との併用が困難なものがあるため，医科での投薬内容についても問い合わせる必要がある．さらに，大血管障害を持つ糖尿病患者においては，アドレナリン含有の局所麻酔薬の使用を控えなければならない場合もあるため，局所麻酔薬使用と観血処置が可能かどうかを医科へ伺う．

 歯周治療は歯科医が単独で行わない．必ず，内科医と密に情報を交換し，その情報に応じて歯周治療を適切に進めること．内科医も口腔状態に関する問診などで歯周病や咀嚼不全が疑われる場合は，積極的に歯科受診を進める．

## 【参考文献】

1) 飯島勝矢. 虚弱・サルコペニア予防における医科歯科連携の重要性: 〜新概念『オーラル・フレイル』から高齢者の食力の維持・向上を目指す〜. 日補綴会誌. 2015; 7: 92-101.

2) 飯島勝矢. 平成26年度 老人保健事業推進費等補助金 老人保健健康増進等事業: 食（栄養）および口腔機能に着目した加齢症候群の 概念の確立と介護予防（虚弱化予防）から要介護状態に至る口腔機能支援等の包括的対策の構築および検証を目的とした調査研究事業報告. 2015年3月.

3) 厚生労働省. 平成23年歯科疾患実態調査. http://www.mhlw.go.jp/toukei/list/62-23.html.

4) Aas JA, Paster BJ, Stokes LN, et al. Defining the normal bacterial flora of the oral cavity. J Clin Microbiol. 2005; 43(11): 5721-32.

5) Dentino A, Lee S, Mailhot J, et al. Principles of periodontology. Periodontol 2000. 2013; 61(1): 16-53.

6) 財団法人8020推進財団. 永久歯の抜歯原因調査報告書. 2009.

7) 工藤値英子, 三辺正人. FORUM合併症II歯周病（第1回）糖尿病が歯周病に与える影響. プラクティス. 2015; 32(1): 16-9.

8) 工藤値英子, 三辺正人. FORUM合併症II歯周病（第2回）糖尿病が歯周病に与える影響. プラクティス. 2015; 32(2): 136-9.

9) Noble JM, Scarmeas N, Celenti RS, et al. Serum IgG antibody levels to periodontal microbiota are associated with incident Alzheimer disease. PLoS One. 2014; 9(12): e114959.

10) Yamamoto T, Kondo K, Hirai H, et al. Association between self-reported dental health status and onset of dementia: a 4-year prospective cohort study of older Japanese adults from the Aichi Gerontological Evaluation Study (AGES) Project. Psychosom Med. 2012; 74(3): 241-8.

11) Yoshitake T, Kiyohara Y, Kato I, et al. Incidence and risk factors of vascular dementia and Alzheimer's disease in a defined elderly Japanese population: the Hisayama Study. Neurology. 1995; 45: 1161-8.

12) 三辺正人, 工藤値英子. 糖尿病は歯周病を重症化させるか. In: 吉江弘正, 他編. 患者さんに語るシンプル歯周治療. 東京: 医歯薬出版; 2016. p.24-7.

〈工藤値英子　三辺正人〉

第3章 高齢者糖尿病の対策と診療のコツ

# 3 運動療法（サルコペニア・ロコモ対策として高齢者に勧められる運動療法について）

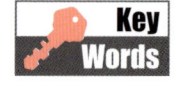

1. 適正な運動療法が実施されれば高齢糖尿病患者でも身体機能を保持・増進できる.
2. バッテリーテストで多角的な体力評価をすることが安全かつ合理的・効果的な運動プログラムには必要である.
3. 高齢者では運動を勧める際の留意点が多い上に，個人差も大きく，個々の患者に応じた運動プログラムが必要になる.
4. デュアルタスク運動は身体機能の保持・増進だけでなく，認知症予防にもなる.
5. 身体的不活動はすべての敵，よりアクティブに社会参加を！

**Key Words** フレイル・サルコペニア・ロコモ，バッテリーテスト，バランス運動，デュアルタスク運動

## 症例呈示

69歳女性，主婦

〔病歴〕57歳時に足の違和感で他院受診し，糖尿病，脂質異常症，高血圧症を指摘された．他院を経てH23年6月から当院通院している.

〔既往歴〕58歳：胆石，62歳：突発性頭位性めまい．飲酒・喫煙習慣なし

〔検査所見〕身長155.8cm，体重75.2kg（BMI 31.0），体脂肪率36.4%，腹囲100cm，血圧132/74mmHg，HbA1c 7.1%，尿ケトン（－），尿蛋白（－），TC 154mg/dL，LDL-C 84mg/dL，HDL-C 42mg/dL，TG 165mg/dL，ALT 25U/L，γGTP 22U/L，血清Cr 0.69mg/dL，eGFR 65mL/min，食後CPR 6.9ng/mL，尿中アルブミン指数31.6mg/gCr，単純網膜症，アキレス腱反射：正常，心電図：正常，頸動脈エコー：プラーク＋

# 第3章 高齢者糖尿病の対策と診療のコツ

〔臨床経過〕カンデサルタンシレキセチル（ブロプレス）4mg, ロスバスタチン（クレストール）2.5mg は継続，メトホルミン（メルビン）750mg とミチグリニド（グルファスト）30mg をメトホルミン（メトグルコ）1000mg とシタグリプチン（ジャヌビア）50mg に変更し，栄養相談（1440kcal）を繰り返した．変形性膝関節症（痛みと屈曲・伸展制限あり），軽度腱板断裂（肩のリハビリテーションプログラム指示あり）があったが，血糖コントロールの維持と，趣味であるバドミントンの継続を目的に H25 年 5 月より当院の運動療法施設に来室．毎週 1 回来院してフォームを修正（痛みのでない日常動作およびバドミントン動作の練習）し，週 3 回ホームエクササイズとして下肢筋のレジスタンス運動とストレッチング（種目や量は適時漸増）を提案した．結果，運動開始 3 か月目より膝痛が軽減し，日常動作に自信を持てるようになり，HbA1c 5.8 %程度を維持し，体重も 69.6kg（BMI 29.1）まで低下した．しかし，その後，長時間歩行やバドミントンの

**表1** 症例の身体組成と体力テスト結果の変化

| | | 年齢平均 | 2015/12/9<br>：68 歳 | 2016/11/2<br>：69 歳 | 評価 |
|---|---|---|---|---|---|
| 身体組成 | 身長（cm） | | 154 | 154 | |
| | 体重（kg） | | 73.6 | 73.2 | 改善 |
| | BMI（kg/m²） | | 31 | 30.9 | 改善 |
| | 体脂肪率（%） | | 40.8 | 39.4 | 改善 |
| | 脂肪量（kg） | | 30 | 28.9 | 改善 |
| | 内臓脂肪断面積（cm²） | | 147.8 | 138.8 | 改善 |
| | 骨格筋量（kg） | | 41.1 | 41.7 | 改善 |
| | 骨格筋指数（kg/m²） | | 7.37 | 7.44 | 改善 |
| | 上肢筋量（kg） | | 4.53 | 4.5 | |
| | 下肢筋量（kg） | | 12.92 | 13.14 | 改善 |
| | 下肢筋量 / 体重（%） | | 17.55 | 17.95 | 改善 |
| 筋力 | 平均握力（kg） | 23〜25 | 25.7 | 24.9 | |
| | 脚筋力：CS-30（回） | 17〜21 | 17 | 28 | 改善 |
| 柔軟性 | 長座体前屈（cm） | 38〜43 | 40.0 | 45.5 | 改善 |
| 複合的動作能力 | Timed Up & Go（秒） | 6.03〜5.37 | 6.0 | 5.5 | 改善 |

3. 運動療法（サルコペニア・ロコモ対策として高齢者に勧められる運動療法について） 75

試合毎に膝や肩痛が時々再燃し，体重はリバウンドしてきた．痛みのでない動作を習得し始めた H27 年頃より下肢筋や体幹部のレジスタンス運動と，モビリティ関節である足・股・肩関節のストレッチングに重点を置いた．1 年間で下肢筋量の微増と下肢筋力が向上し（表1），長時間歩行やバドミントンの試合毎の運動器トラブルがなく，QOLが向上し，より生き生きと生活するようになった．

# 1 運動療法・身体活動の意義と目的

ヒトの筋肉量は 30～40 歳がピークで，毎年 0.5～1％程度減少する．65歳以降で減少率が増大し，80 歳までに 30～40％低下するとされているが，たった 1 日の絶対安静でも筋肉量は約 2％減少するとも言われている．身体的不活動は，最大の糖取り込み組織である筋肉の量を減少させることでインスリン作用低下を招き，血糖コントロールを悪化させる．また加齢により，身体機能が低下し，最大酸素摂取量・最大心拍出量・最大換気量などの運動耐容能，筋力，柔軟性ならびに平衡性が低下するが，非糖尿病者と比し糖尿病患者ではその傾向が大きいとされる．身体的不活動が加わるとさらに助長され，平衡性や筋力の低下に伴い，転倒・骨折のリスクが増大する．

運動を含む身体活動は体力や身体機能の保持・増進に重要な役割を果たす．個人差はあるが，高齢糖尿病患者であっても適正な運動療法が実施されれば筋量や筋力を保持・増進可能である[1]．身体活動は軽負荷でも習慣的に行うことが重要で，散歩程度の軽い運動習慣でも平衡性などにおいて体力の低下防止につながる．米国糖尿病学会では原則的に全ての糖尿病患者に対し，90 分以上の身体的不活動な時間を日常的に作らないことを推奨している[2]．

高齢糖尿病患者では，運動療法の目的を血糖コントロール維持・改善や合併症予防のみならず，要介護状態とならないよう"元気に暮らせる身体づくり"と捉えることが重要である．つまり，老化と廃用の悪循環を断ち，体力や身体機能を保持・増進させ，いかにフレイルやサルコペニア，ロコモティブシンドロームを予防・改善するかが運動療法の鍵となる．

図 1 は筋肉組織への食事療法＋運動療法の効果を模式化したものである．筋肉の維持・増強のためには，分岐鎖アミノ酸を中心とした必須アミノ酸を多く含む蛋白摂取とビタミン群（特にビタミン D）の摂取が不可欠である．

第3章　高齢者糖尿病の対策と診療のコツ

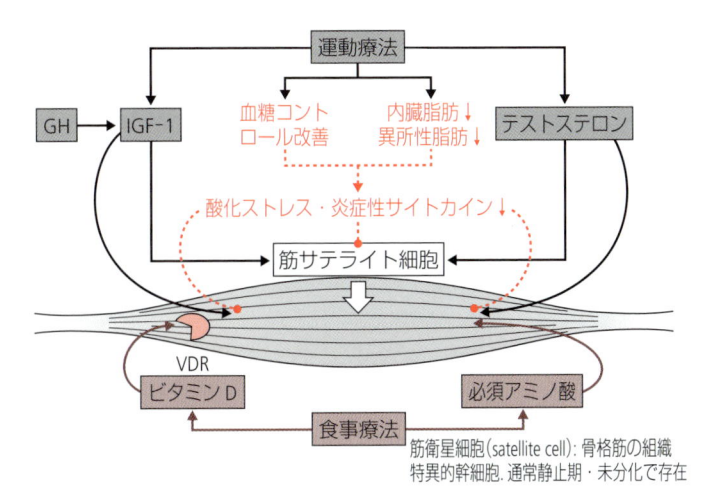

**図1** 筋肉組織への食事療法＋運動療法の効果

筋衛星細胞 satellite cell とは：骨格筋の組織特異的幹細胞（TS 細胞）. 筋衛星細胞は通常静止期で，未分化な状態にあるが，骨格筋になんらかの損傷が生じた場合の再生や成長期に見られる骨格筋の肥大に際して，活発化して筋芽細胞へと分化し，myotube を形成し，筋線維を作る. 筋組織の維持と再生に関与. sarcopenia の原因，治療にかかわる可能性がある.

運動は血糖コントロール改善や内臓脂肪・異所性脂肪を減少することで筋細胞や筋サテライト細胞に及ぼす酸化ストレスや炎症性サイトカインの影響を減らし，筋肉を保護する. さらに運動は筋肉の蛋白合成に働く IGF-1 やテストステロンを増加させる.

## 2　運動療法を行う前に必要な評価

　高齢糖尿病患者では合併症が進行し，他疾患も併発し，既にサルコペニアやロコモティブシンドロームになっている場合が多いので，体力を多角的・総合的に評価する目的で，種々測定を組み合わせて実施するバッテリーテスト（組みテスト）が必要となる. 現在，高齢糖尿病患者向けのバッテリーテストはないが，健康関連体力として筋力・全身持久力・柔軟性に加え，サルコペニア評価として筋量・身体機能（歩行能力），転倒リスク評価として平衡性・複合的動作能力を組み合わせた評価が必要と考える. 体力要素と測定種目，各バッテリーテストを表2, 3に示した. 測定したい体力要素を定め，自施設で実施可能で，患者に身体的・精神的・経済的に負担の少ない測定種

3. 運動療法（サルコペニア・ロコモ対策として高齢者に勧められる運動療法について） 77

**表2** 体力要素と測定種目

| 身体組成 | 身長，体重，BMI，ウェスト・ヒップ比，周囲径，皮下脂肪厚，体脂肪率，筋肉量（BIA 法・DEXA 法）など |
|---|---|
| 全身持久力 | 心肺運動負荷試験（自転車エルゴ・トレッドミル・マスター），ステップテスト，6 分間歩行テスト，12 分間走テスト，シャトル・スタミナウォークテスト，質問紙法など |
| 筋力 | 握力，膝関節伸展筋力，最大歩幅テスト，椅子立ち上がりテスト（CS-5，CS-10，CS-30），台立ち上がりテスト（40・30・20・10cm），1RM ベンチプレス / レッグプレステスト，等速性筋力テストなど |
| 筋持久力 | 上体起こし / 腕立て伏せテスト，YMCA ベンチプレステストなど |
| 柔軟性 | 長座体前屈，シットアンドリーチ，バックスクラッチ，足関節柔軟性テストなど |
| 平衡性 | 開眼 / 閉眼片脚立ち，ファンクショナルリーチテスト，継ぎ足歩行，重心動揺検査など |
| 歩行速度 | 10m/5m 歩行テスト（普通・最大），2 ステップテストなど |
| 複合的動作能力 | Timed Up & Go Test など |
| 身体活動量 | 歩数計，加速度計，タイムスタディ法，記録法，質問紙法など |

（NSCA's Essentials of Personal Training Second Edition / 青木純一郎, 他訳. ACSM 健康にかかわる体力の測定と評価 / 出村慎一, 監修. 高齢者の体力および生活活動の測定と評価）

目を選ぶ．多角的な体力評価をすることで，サルコペニアやロコモティブシンドローム，転倒・骨折リスクのスクリーニングを行え，安全かつ効果的な身体活動・運動プログラムを作成でき，効果判定することが可能となる．

## 3 高齢者に運動療法を勧める際の留意点

- 安全かつ効果的な運動療法を実施するために，メディカルチェックと共に筋量および体力評価を行う[3]．
- ウォーミングアップとクーリングダウンを十分に行うよう指導する．特に，高齢者ではリカバリーに時間を要するため，クーリングダウンは長めに設定する．
- 網膜症の悪化や血圧上昇，ふらつきを起こすことがあるので，呼吸を止めて行う運動，心臓より頭部を低くする運動（逆立ちや立位での前屈など），頭を急激に振ったり回したりする運動は避ける．
- 運動中の強度の評価は心拍数や自覚的運動強度（RPE）に加えてトークテスト（運動中にどれくらいしゃべれるかをテスト）を行う．高齢者の場合，心拍数や RPE の反応が鈍いことが多いので，心拍数だけで自動的に

498-12378

78　第3章　高齢者糖尿病の対策と診療のコツ

**表3** 目的に応じたバッテリーテスト

| サルコペニア（European Working Group on Sarcopenia in Older People）[1] |
| --- |
| 身体組成（BIA法・DXA法），筋力（握力），歩行速度 |
| ロコモティブシンドローム：ロコモ度テスト（日本整形外科学会）[2] |
| 立ち上がりテスト，2ステップテスト，ロコモ25（質問紙） |
| 運動器不安定症（日本整形外科学会・日本運動器リハビリテーション学会・日本臨床整形外科学会）[3] |
| 日常生活自立度判定基準，開眼片脚立ち，Timed Up & Go Test |
| 運動器の機能向上プログラム（厚生労働省）[4] |
| 握力，開眼片脚立ち，Timed Up & Go Test，5m通常歩行時間，5m最大歩行時間，主観的健康観，痛み度（VAS法），転倒不安感尺度 |
| 新体力テスト -65〜79歳-（文部科学省）[5] |
| ADL（質問紙），握力，上体起こし，長座体前屈，開眼片足立ち，10m障害物歩行，6分間歩行 |
| 当院で行っている高齢糖尿病患者の体力テスト |
| 身体組成（BIA法），握力，脚筋力（CS-30），長座体前屈，開眼片足立ち，ファンクショナルリーチテスト，5m普通歩行速度，Timed Up & Go Test，身体活動量（IPAQ：国際標準化身体活動質問票），全身持久力（質問紙法），痛み度（VAS法），転倒歴 |

※1　厚生労働科学研究補助金（長寿科学総合研究事業）高齢者における加齢性筋肉減弱現象（サルコペニア）に関する予防対策確立のための包括的研究 研究班. サルコペニア：定義と診断に関する欧州関連学会のコンセンサスの監訳とQ & A. https://www.jpn-geriat-soc.or.jp/info/topics/pdf/sarcopenia_EWGSOP_jpn-j-geriat2012.pdf（閲覧日 2016-12-8）

※2　ロコモ チャレンジ！推進協議会.「ロコモ」を調べて予防しよう. https://locomo-joa.jp/check/（閲覧日 2016-12-8）

※3　一般社団法人日本運動器学会. 運動器不安定症について. http://www.jsmr.org/fuanteishow.html（閲覧日 2016-12-8）

※4　厚生労働省. 介護予防マニュアル（改訂版）http://www.mhlw.go.jp/topics/2009/05/tp0501-1.html（閲覧日 2016-12-8）

※5　文部科学省. 新体力テスト実施要項. http://www.mext.go.jp/a_menu/sports/stamina/03040901.htmwww.mhlw.go.jp/topics/2009/05/tp0501-1.html（閲覧日 2016-12-8）

　　強度調節するエアロバイクなどの運動機器を使うプログラムは避ける. 血圧や心拍数に影響を及ぼす薬剤[3]を処方中の場合は患者や運動療法担当スタッフに周知させる.

・インスリン，SU薬，グリニド薬を使用している場合，低血糖に注意する. 高齢者の低血糖は転倒事故や認知症を助長する. 空腹時の身体活動は避ける. 運動後も遷延性の低血糖をきたすことがあり，責任インスリンの減量など薬剤調整が必要な場合もある.

**JCOPY** 498-12378

# 3. 運動療法（サルコペニア・ロコモ対策として高齢者に勧められる運動療法について）

- 高齢者は口渇感が鈍くなるので，こまめな水分補給を促し，脱水や熱中症を予防する．また，排泄を気にして水分補給を拒む場合があるので，トイレが設置された場所での運動を勧めることが大切である．
- 腎症がある場合は1回あたりの運動強度・時間・量を控えめにし，疲労を残さない程度で実施する．
- 関節の痛みなどがある場合は整形外科受診を推奨し，医師の指示を受けてから行う．リハビリテーションプログラムが指示されている場合はそれに従う．
- 足のトラブルを抱えている場合，個々に適したフットウェア（靴，インソール，靴下など）の着用を含む総合的なフットケア教育を行う．
- 運動はその日の体調や環境に応じて調整する．体調がすぐれない時は無理せず休み，突然死や転倒事故などのリスクを高めるので睡眠不足では行わない．天候が悪い場合は室内での運動を実施するなど臨機応変な対応を指導しておく．
- サルコペニアのリスクが高い患者には必要な量の蛋白質摂取も指導する．
- 高齢者は個人差が大きいので一人ひとりに応じた運動プログラムが必要であり，できれば健康運動指導士や理学療法士などの指導の下で行う．

## 4 運動の実際

- ロコモティブシンドロームや転倒リスクがある場合は立ち上がる運動から始め，片脚立ちなどのバランス運動を取り入れる（図2-1，2-2）．安全に歩ける状態か評価した上で散歩やレクリエーション活動などを推奨する．
- サルコペニアやフレイルを予防するために，筋肉（特に下肢筋）に負荷をかけるレジスタンス運動を取り入れる．下肢筋力が著明に低下していたり，膝に不安がある患者にはスクワットをいきなり勧めるのではなく，図3-1～3-4のように段階的に大腿四頭筋を鍛える．図4-1～4-4に歩くのに必要な下肢筋のレジスタンス運動を示す．いずれも声を出して数えながら行うと自然な呼吸ができる．
- 有酸素運動，レジスタンス運動，柔軟性運動（ストレッチングなど），バランス運動（片脚立ちなど）を組み合わせて行うのが良い．
- 運動や身体活動の強度や量は徐々に増やす（量反応，過負荷の原理）．

80　第3章　高齢者糖尿病の対策と診療のコツ

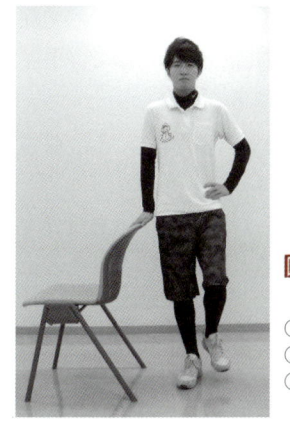

**図2-1** バランス運動　片脚立ち
　　　（ダイナミックフラミンゴ療法）

①転倒しないように必ずつかまるものがある場所で行う.
②できるだけ姿勢をまっすぐにして, 片脚を床から10cm位上げる.
③左右1分間ずつ, 1日3回行うことが理想. 慣れてきたら,
　つかまらない.

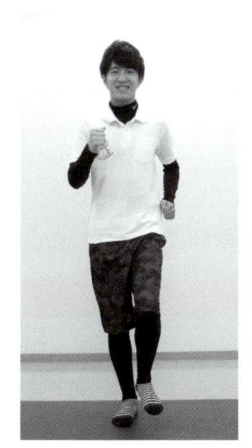

**図2-2** バランス運動　ゆっくりその場歩き

①家の中で, できれば裸足または5本指靴下を履いて行う.
②スローモーションでその場で歩く. 常に同じ位置に足が着地
　するように意識する.
③バランスパッドなどがあればよいが, なければ柔らかめのス
　トレッチングマットなど少し不安定なものの上が良い. ただ
　し, 滑らないよう固定したり, グラついた際につかまれる壁
　などの近くで行う.

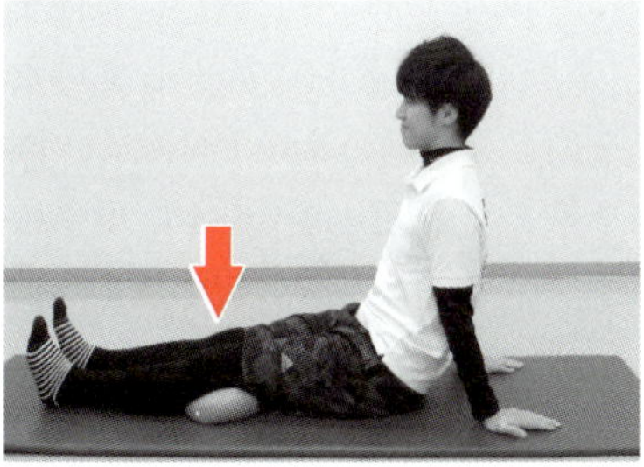

**図3-1** 大腿四頭筋のレジスタンス運動
1．膝裏ボールつぶし（クアドセッティング）

①膝裏に少し潰したボールやバスタオルを丸めて
　挟む.
②つま先はまっすぐに立て, かかとが床についた
　まま膝の裏でしっかりボールを床に押し付ける.
③押し付けたまま5秒キープし緩める. 片脚20
　回くらいを目安に両脚行う.

# 3. 運動療法（サルコペニア・ロコモ対策として高齢者に勧められる運動療法について）

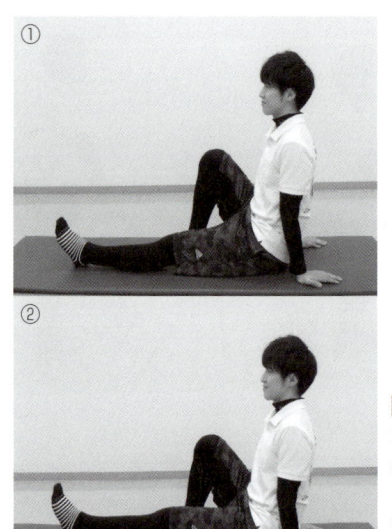

**図3-2** 大腿四頭筋のレジスタンス運動
## 2. 下肢進展挙上（SLR）

①つま先をまっすぐ立て，膝をしっかりと伸ばす．
　反対側の膝は楽に曲げて立てておく．
②膝を伸ばしたまま床から持ち上げて5秒キープ
　し緩める．上げる角度により活動筋が変わる．
　片脚20回くらいを目安に両脚行う．

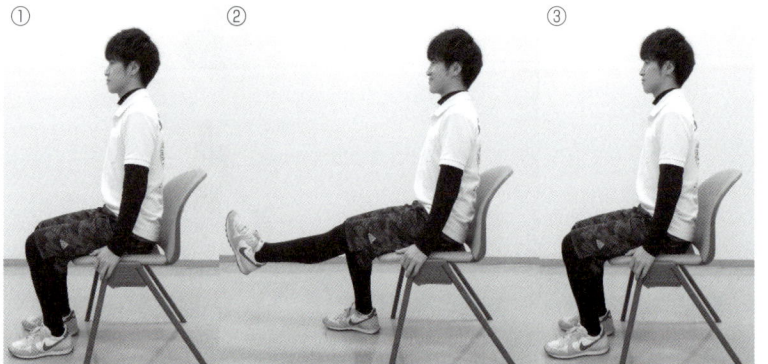

**図3-3** 大腿四頭筋のレジスタンス運動　3. レッグエクステンション

①膝の裏が椅子の端に位置するよう深く腰掛ける．
②「1・2・3・4」でゆっくりと膝を伸ばす．つま先は上を向き，できるだけ膝の位置は
　維持する．
③「5・6・7・8」でゆっくりと戻す．

82　第3章　高齢者糖尿病の対策と診療のコツ

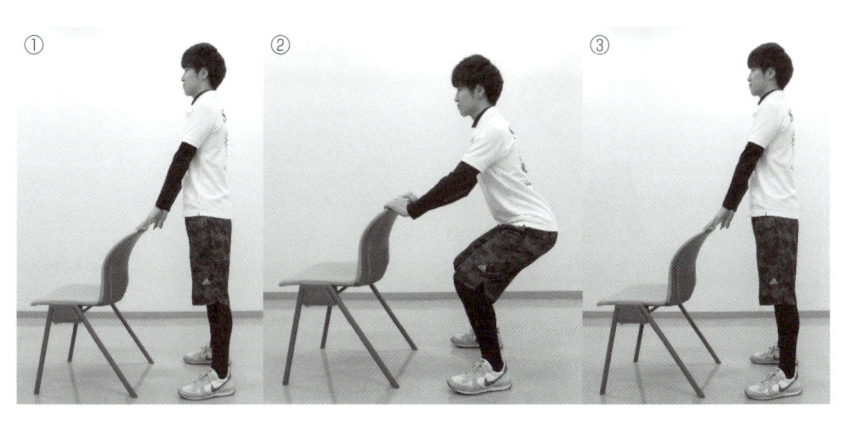

**図3-4** 大腿四頭筋のレジスタンス運動　4．両脚スクワット

①肩幅より少し広めに足を広げて立つ．体がグラつかないよう椅子や机などに軽く手を添える．
②「1・2・3・4」でゆっくりと腰を下ろす．つま先と膝は同じ方向，常に膝がつま先より手前にあるように注意する．
③「5・6・7・8」でゆっくりと立ち上がる．しゃがむ深さは，最初は浅く，慣れてきたら徐々に深くする．

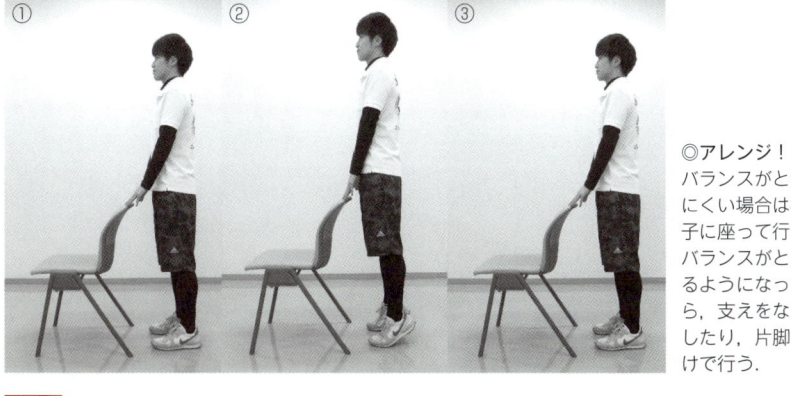

◎アレンジ！
バランスがとりにくい場合は椅子に座って行う．バランスがとれるようになったら，支えをなくしたり，片脚だけで行う．

**図4-1** その他下肢筋のレジスタンス運動　1．カーフレイズ（下腿三頭筋）

①お尻とおなかを引き締めてまっすぐ両脚で立つ．
②「1・2・3・4」でゆっくりとかかとを上げ，親指の付け根に体重を乗せる．
③「5・6・7・8」でゆっくりとかかとを下ろす．ドスンと下ろさないようにする．

JCOPY 498-12378

3. 運動療法（サルコペニア・ロコモ対策として高齢者に勧められる運動療法について）　83

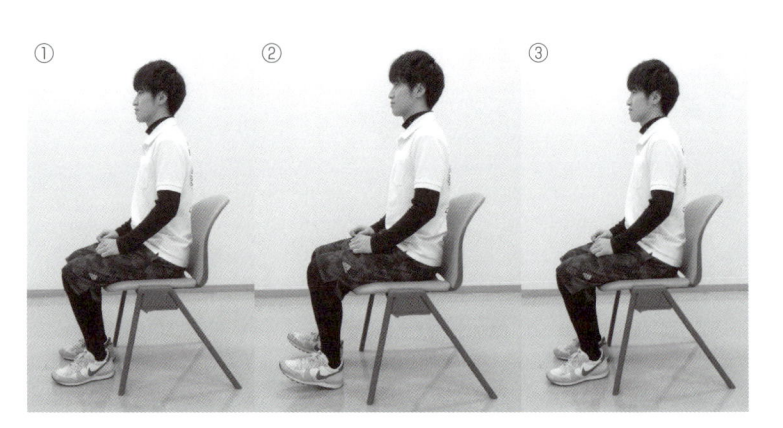

**図4-2** その他下肢筋のレジスタンス運動　2．トゥレイズ（前脛骨筋）
①膝の下に踵が位置するように座る．
②つま先を真上にしっかり挙げて5秒キープする．
③ゆっくりとつま先を下ろす．

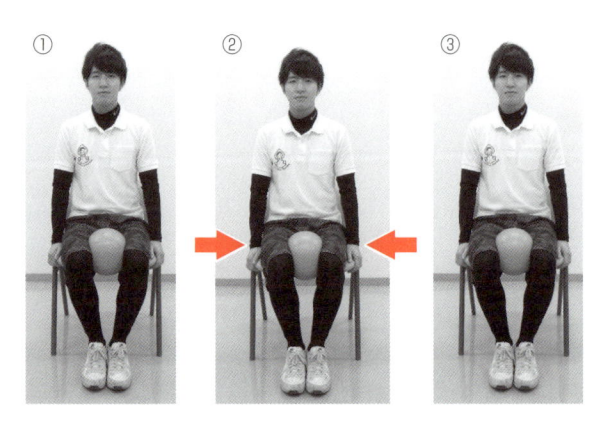

**図4-3** その他下肢筋のレジスタンス運動　3．アダクション（内転筋）
①ボールまたはクッションを内腿に挟む．
②「1・2・3・4」でゆっくりと膝を閉じるように内腿を占める．
③「5・6・7・8」でゆっくりと戻す．

JCOPY　498-12378

84　第3章　高齢者糖尿病の対策と診療のコツ

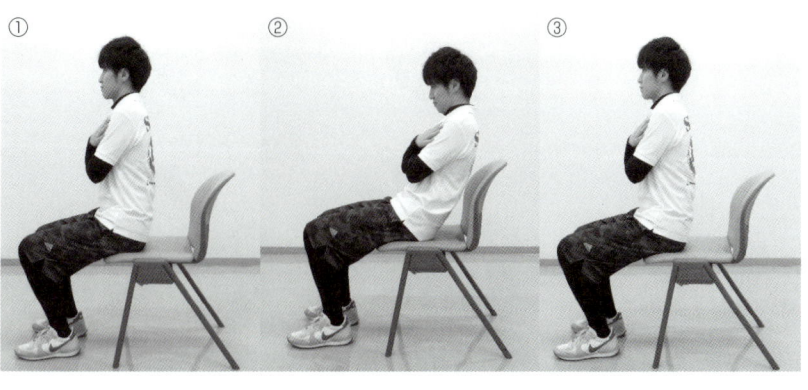

**図4-4** その他下肢筋のレジスタンス運動　4. 座位上体おこし（腹筋）

① 椅子の座面の前の方に座り，両手を胸に組む.
②「1・2・3・4」でゆっくりと背中を丸めながら後ろに倒れる．お腹をつぶすような感じ.
③「5・6・7・8」でゆっくりと戻します.
**ポイント！**　後ろに倒れた時に足は床につけたままにする．肩や首まわりの力は抜く.

**POINT !　より理解を深めるためのワンポイント**

### 認知症予防の運動

　糖尿病患者は認知症の罹患率が高いこと，筋力低下はアルツハイマー病の危険因子であること，さまざまな研究報告より運動療法が認知症予防に有力であることがわかってきた．特に2つの課題を同時にこなす訓練（デュアルタスク運動）が有用で，歩行速度や歩幅の改善だけでなく認知症予防にもつながる[4]．歩きながらしりとりや暗算，ボール投げなどをしたり，規定のステップを覚えてから指示通りにステップしたり，歌いながら音楽に合わせて手足を動かすなどである.

## 5　よりアクティブに社会参加を！

　高齢者が健康行動を行う際には生きがいを持つことが大切だと言われている．家族や仲間と行う運動は安全で継続しやすく，生きがいにもつながる．近隣の運動施設や体操教室に参加し，公民館や集会所に出かけることは身体活動にも認知症予防にもなる．単に，血糖コントロールの維持・改善，身体機能や体力の維持・向上を目標にするのではなく，「今より元気に動けたら

3. 運動療法（サルコペニア・ロコモ対策として高齢者に勧められる運動療法について） 85

何がしたいか？」を聞きだし，患者支援の情報とすることをお勧めする．

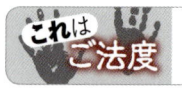 全ての患者に一律にウォーキングを勧めてはダメ！

## 【参考文献】

1) International Diabetes Federation. IDF Global Guideline for Managing Older People with Type 2 Diabetes. 2013.
2) American Diabetes Association. Standards of Medical Care in Diabetes-2016. Diabetes Care. 2016; 39(supl.1).
3) 日本体力医学会体力科学編集委員会, 監訳. 運動処方の指針—運動負荷試験と運動プログラム—原著第 8 版. 東京: 南江堂; 2011. (American College of Sports Medicine. ACSM's Guidelines for Exercise Testing and Prescription 8th Edition)
4) Schwenk M, Zieschang T, Oster P, et al. Dual-task performances can be improved in patients with dementia: a randomized controlled trial. Neurology. 2010; 74(24): 1961-8.

〈長阪裕子　栗林伸一〉

第3章 高齢者糖尿病の対策と診療のコツ

# 4 高齢患者にやる気を出させるコツ

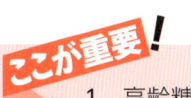

1 高齢糖尿病患者に多い言い訳（心理学的抵抗）を知り，認知の修正をはかる．趣味や生きがいを尋ね，生きがい連結法を用いてやる気を引き出す．

2 高齢者の置かれている生活状況（独居，老々介護，三世帯同居など）を把握し，環境調整をはかる．

3 過去のスポーツや運動歴を尋ね，運動嗜好を把握し，座位生活を避けるアドバイスを行う．

4 物忘れや寝つきが悪いなど自覚症状を改善する療養指導が，高齢患者のやる気を高める場合もある．

**Key Words** 高齢者，心理，フレイル，やる気，自信

---

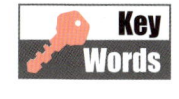 **高齢2型糖尿病**

75歳男性

〔病歴〕40代後半から高血糖を指摘．52歳で1型糖尿病と診断．診断時のHbA1cは12.1%であったが，強化インスリン療法により，食事療法と強化インスリン療法により，血糖コントロールは6%台と安定していた．単純性網膜症で尿蛋白は陰性．若い頃はゴルフを熱心にしていたが，70歳を過ぎた頃より体力の低下を感じ，ゴルフのスコアも伸びなくなったため，ラウンドをしなくなった．寒い日にはテレビを見ながらコタツの守りをしている．以前に比べ，歩く速度は遅くなったと感じている．以前と比べると，食事量も減ってきたが，HbA1cは8%台と血糖コントロール不良である．家人によると，最近は「生きがいがない」とつぶやくようになったとのこと．前医では，「もう後期高齢者なんだから，血糖コントロールはこのくらいでいい」

と言われ，やや憤慨している．ここ半年で体重は2kg減少している．

〔既往歴〕虫垂炎（術後）．飲酒習慣なし

〔検査所見〕身長165cm，体重58kg，BMI 21.3，随時血糖204mg/dL，HbA1c 8.8%，血圧142/76mmHg，尿糖（±），尿ケトン（−），尿蛋白（±），TC 212mg/dL，LDL-C 118mg/dL，HDL-C 45mg/dL，TG 252mg/dL，AST 26U/L，ALT 32U/L，血清Cr 1.1mg/dL，eGFR 50.6mL/min，握力18kg（利き腕）

〔臨床経過〕運動と身体活動量の低下から以前より食欲が低下し，その結果，体力が低下していると考えられた（フレイルサイクル）．夜間および日中低血糖の有無を確認したところなく，低血糖を起こす危険性のインスリンを併用している認知機能正常でADLが自立している後期高齢者であり，血糖コンロール目標をHbA1c 7.0〜8.0%とした．「現在の生きがいは何ですか？」と尋ねたところ，魚釣りと孫の成長と答えられた．「いつまでも釣りやお孫さんの成長を見るために，体力をつけておきたいものですね」と説明した（生きがい連結法）．「もし，体力をつけて血糖コントロールを良くするには何をしたらいいと思いますか？」と尋ねてみた（未来質問）．そうすると，「コタツの守りをやめて，テレビ体操と散歩をする」との答えが返ってきた．10分のテレビ体操をすると食後血糖の改善が見込めること，1日に15分の散歩が予後を良くすることを伝えた．また，脳トレもかねて血糖の測定値だけでなく，テレビ体操の有無を○×で記録したり，歩数を記録したりするとよいことを伝えた．

## 1 高齢糖尿病患者に多い言い訳（心理学的抵抗）

- 中年糖尿病患者と高齢糖尿病患者では置かれている生活環境が異なる（表1）．中年糖尿病患者では仕事や子育てが優先されるのに対し，高齢者では時間的に余裕があるのにも関わらず，座位生活が中心となったり，食事が質素になったりする傾向がある．

- しかし，「もっとバランスの考えた食事をしなさい」「もっと身体を動かしなさい」と指導すると「もう年だから」「いつ死んでもいい」と言い訳する人もいる（表2）．それに対して，血糖コントロールの指標である

**第3章 高齢者糖尿病の対策と診療のコツ**

**表1** 中年と高齢者の置かれている生活環境の比較

| 項目 | 中年 | 高齢者 |
|---|---|---|
| 生きがい | 仕事が生きがい，子どもの成長が楽しみ，昇進・昇格試験に合格せねばとの悩み | 趣味，孫の成長が楽しみ |
| 時間的余裕 | あまりない（仕事や子育てが優先） | 時間的余裕あり |
| 食事 | 仕事で夜が遅くなる，子どもの世話が大変 | 簡単なもので済ます，味覚閾値が低下している |
| 運動 | 運動する時間がない | コタツの守りをしている |
| 睡眠 | 睡眠不足 | 寝つきが悪い，睡眠が浅い |

**表2** 高齢糖尿病患者に多い言い訳（心理学的抵抗）と認知の修正

| 項目 | 言い訳（心理学的抵抗） | 認知の修正 |
|---|---|---|
| 療養指導 | もう年だから<br>長生きしても仕方がない | 次の世代の見本となる<br>家族に迷惑をかけない |
| 食事療法 | 今年は柿がよくなった<br>お金がない | 自分だけで食べなくてもよい<br>工夫すればできる |
| 運動療法 | 膝が痛い<br>寒くて運動できない | 膝を守る運動がある<br>家の中でも運動できる |
| 薬物療法 | 薬を飲み忘れる<br>インスリンなんかできない | 飲み忘れ対策を立てる<br>このくらいのことならできる |
| 禁煙 | 今さら禁煙しても仕方がない<br>昔からの習慣だ | COPDの予防になる<br>孫たちのお手本になる |

HbA1cの良し悪しだけで指導を行うと，ワンパターンな指導になりかねない．前回よりHbA1cが悪化したら「もっと食事と運動に気をつけなさい」，あまり変化がなければ「この調子で」，改善していたら「頑張っていますね」の3パターンしかない．これは検査結果しかみない「HbA1c外来」などと揶揄されている．

- 糖尿病合併症の話題を提供し，医学的おどしを用いて患者に動機づけしても最初は効果が上がるが，何もない状態が続くと元の生活習慣に戻ることはよく経験する．腎機能などの検査値が悪化していても「これが私にちょうどいい値なんです」などと答える患者もいる．それに対して，患者の考え方を否定するような説明をしても患者はなかなか納得しない．

- 高齢者は，話が長かったり，同じ話を繰り返す傾向がある．そういった場合に「わかった，わかった」と話を遮りたくなる医療従事者も多い．そうす

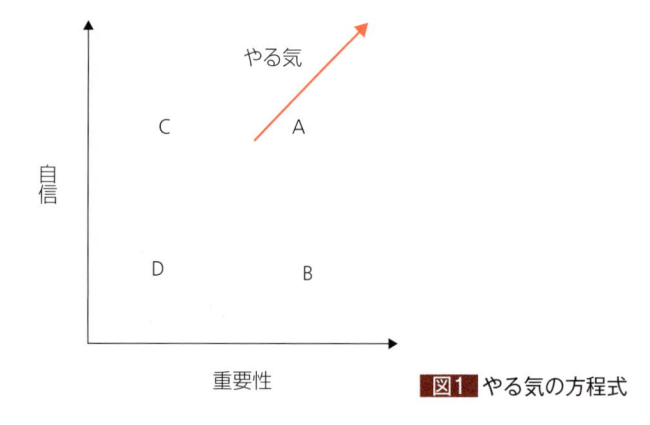

図1 やる気の方程式

ると，患者は不満がたまってしまう．しかし，ずっと患者の話を聞き続けていても医療従事者にもストレスがたまる．患者の満足度を下げずに，上手に話を切り上げるコミュニケーションスキルが我々には求められる．

• 高齢者の生きがいや置かれた生活状況を知ることで患者のやる気を高めるヒントをみつけることができる．やる気を高めるためには，行動変容を起こす必要性（重要性）とこのくらいなら私もできるという自信の両者を高める必要がある（図1）.

• 医療従事者が陥りやすいのは両者の点数が低い場合に，自信を高めることからスタートしてしまうことである．まずは，重要性を高めるアプローチから始めるとよい．

## 2 高齢者の食習慣の特徴を知る

• 高齢者では，それまでの食習慣が長く培われているために，我々医療従事者が健康的な食事の指導を行っても，食習慣の修正にてこずる場合も少なくない．

• 伝統的な日本食は世界中に健康食として認知されている．特に，1970年代の日本食は肥満発症リスクが低く，糖代謝にも好影響を与えることが報告されている．高齢者にとっては体重管理が重要である．

• 今の高齢者はその時代を経験しているのだが，独居，老夫婦2人暮らし，育ち盛りの孫と同居などの家族形態が食習慣に大きな影響を与えている（表3）.

第3章　高齢者糖尿病の対策と診療のコツ

**表3** 高齢者が陥りやすい生活習慣

| 分類 | 課題 | 患者の言動 |
|---|---|---|
| 食事 | 1人暮らし | 食事が偏りがち，監視がないのでいつでも好きなものを食べることができる，簡単な食事になる，アルコールとつまみだけ，家で料理をしなくなった，コンビニや中食が中心 |
| | 老夫婦 | 好きなものに偏りがち，旦那の食事に合わせるので食べ過ぎる |
| | 子ども世帯と同居 | 育ち盛りの世代と同居，油ものが多くなる |
| | 経済 | 野菜が高くて買えない |
| | 味覚 | 味噌汁や煮つけなどの味付けが濃くなる |
| 運動 | することがない | テレビばかり見ている，コタツの守りをしている |
| 薬物 | 薬を飲み忘れる | なぜか薬が余るんです |
| 生活 | 仕事がない | 朝起きなくてもよい，生活リズムが乱れやすい |

- 独居であれば，自分の好きな時間に起き，食事をして床につくことができる．独居だと，購入できる食材が限られ，食事が偏りがちになる．コンビニや中食（スーパーなどで購入した惣菜や弁当）を利用することも多くなり，野菜不足となる．また，高齢男性の場合，夕食がアルコールとつまみだけの質素な食事となっている場合もある．
- 老夫婦2人の生活であれば，同居者の嗜好や食習慣に大きな影響を受ける．若い者や育ち盛りの孫と同居している場合には天ぷらやフライなどの揚げ物の頻度が多くなる．
- J-EDIT研究によると，高齢2型糖尿病患者の食事は，健康的な食事，おやつが多い，脂肪分の多い食事，の大きく3つに分けられる．脂肪分の多い食事をとっている人は死亡率が高い傾向にある．高齢2型糖尿病患者では，1日に野菜を200gを摂取するのを目標とするとよい．
- おやつの過剰摂取が問題となる場合も多い．例えば，おやつと野菜のカロリーを比較してもらう．患者さんに親指と人刺し指でOKサインをしてもらい，このぐらいの饅頭（利休饅頭程度）は80kcalである，と説明するとよい．きゅうりだと7本，もやしだと2袋，トマトだと中ぐらいのが3個程度など，野菜と比較すると理解しやすい．野菜は低カロリーであることを説明し，野菜から先に食べると順番療法を紹介すると実行率も高くなる．
- 高齢者は，高血圧，腎不全，心不全の疾病管理などのために，継続的な減

塩指導が必要とされることが多い．しかし，高齢者では味覚障害のために，味噌汁の味付けが濃くなっていたり，煮物など和食が多くなり，塩分摂取量が多くなっている可能性がある．毎日の体重測定を勧めることで，塩分の多い食事を発見できる（塩分の多い食事はむくみを招く）．

## 3 高齢糖尿病患者の心理状況の把握と対処法

- 高齢糖尿病患者は，細小血管障害や大血管症発症リスクだけでなく，認知症や骨折などのリスクが高い．また，身体活動が低下すると，死亡リスクも高まる．
- 活動性が低下すると，食事摂取量が減り，筋量が減少する．筋量が減少すると，さらに不活動になり，活動性が低下する．この悪循環が「フレイルサイクル」である．このフレイルサイクルに陥らないことが大切である．特に，座位中心の生活がフレイルサイクルを引き起こす．1日に15分以上の散歩やスクワットなど筋トレが有効である．しかし，運動指導を行うと，「もう年だから」「膝が痛くて歩けない」「天候が悪くて運動できない」などと言い訳する．
- 「これまでどんな仕事をしてきましたか？」「若い頃はどんなスポーツや運動をされていましたか？」などスポーツや運動歴を確認しておくことが運動指導に役立つ．
- マズローの欲求5段階が有名であるが，それぞれの段階に合わせた欲求を探していくと，動機づけに役立つ（表4）．

**表4** マズローの欲求5段階説と高齢患者における例

| 欲求5段階 | 内容 | 具体的な例 |
|---|---|---|
| 自己実現の欲求 | 創造的活動，オンリーワン | シルバーのスポーツ大会に出る，習い事を始める |
| 承認の欲求 | 技術・能力，自立，地位，名声，注目 | 町内会長となる，新聞やテレビ番組で取り上げられる |
| 所属と愛の欲求 | 家族，会社，地域 | 家族の中での役割がある，地域の役を引き受ける |
| 安全の欲求 | 安全な場所，健康 | 糖尿病合併症が重篤でない，健康である |
| 生理的欲求 | 食事，睡眠，排泄 | 食事が美味しい，よく眠れる，便通が良好 |

第3章　高齢者糖尿病の対策と診療のコツ

## 4　変化ステージと行動変容の技法

- 行動変容の変化ステージは，無関心期，関心期，準備期，実行期，維持期に分れる．変化のステージに合わせて，行動変容の技法を使い分けることで実行率が高まることが期待される（図2）．
- やる気がないと思われている無関心期においても，病態の把握や情報交換は可能である．
- 社会的サポートや環境調整を用いることもできる．「一緒に住んでいる家族は何人ですか？」「一緒に遊びに出かける人はどんな方ですか？」などキーパーソンとなる人を探す．
- 高齢患者の生きがい（喜びや楽しみ）を確認しておくことが療養指導に役立つ．高齢者の地域社会への参加に関する意識調査（内閣府，平成21年）によると，年齢が高くなるほど生きがいを感じている人の割合は低くなっているが，8割以上の人が生きがいを感じている．興味深いのは健康状態が良い人は，「趣味やスポーツに熱中」「孫や家族との団らん」「友人や知人との食事・雑談」「旅行」などの順に生きがいを感じるとなっているのに対し，健康状態が良くない人は「テレビ，ラジオ」がトップである．
- 生きがいを持っている高齢者は何事に対しても前向きである．高齢者の生きがいと趣味と健康的な行動を関連づけて，動機づけを行う技法を「生きがい連結法」とよぶ．

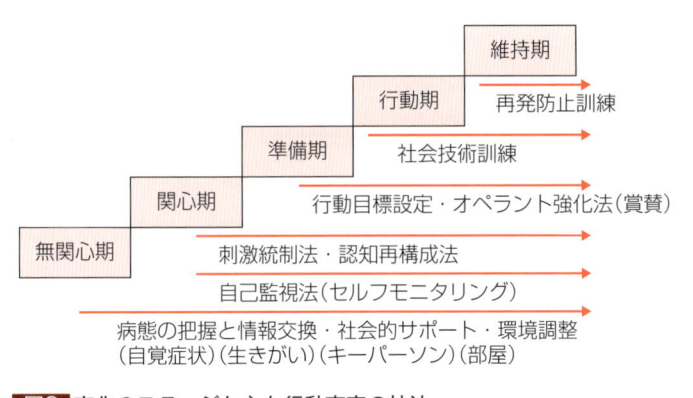

**図2** 変化のステージと主な行動変容の技法

## 5 高齢患者のやる気を引き出す方法

- 高齢患者さんの中には，自覚症状の改善を望む人も多い．「普段，悩んでいる自覚症状はありますか？」と自覚症状の有無を尋ねる．
- 寝つきが悪いなどの睡眠障害を訴える患者に対しては，夕方に体操や散歩などの運動をすることで，睡眠の質の改善が期待できることを伝える．また，同時に寝酒は睡眠の質を低下させることも伝えておく（表5）．
- 高齢者はやろうと思っても忘れてしまうことが多い．記録する習慣は脳トレにもつながる．患者さんには「認知症の予防のためにも記録をつけてみませんか？」と提案する．おやつ日記や飲酒日記などは有効である（表6）．
- 準備期以降の人なら，行動目標をメモに書いて渡したり，それを実行でき

**表5** 高齢者の自覚症状と対策

| 自覚症状 | 対策 |
| --- | --- |
| 便秘 | 野菜をたっぷりとる，水分をとる，ヨーグルト摂取 |
| 膝が痛い | 大腿四頭筋トレーニング |
| 寝つきが悪い | 夕方に運動する，寝酒を止める |
| こむら返り | アキレス腱のストレッチや寝る前の足の運動 |
| 物忘れ | 脳トレを提案する |

**表6** 高齢患者にやる気を出させるコツ

| | 具体的な声かけ？ |
| --- | --- |
| 生きがい不足 | 生きがいは何ですか？　趣味は何ですか？ |
| 理解が困難 | 大きな字で書く |
| すぐに忘れる | 備忘録を手渡す，メモや付箋紙を活用，記録する習慣をつける |
| 危機感がない | 同級生はお元気ですか？ご兄弟はお元気ですか？ |
| 生活リズムの乱れ | 起きたら太陽の光を浴びて，テレビ体操を |
| 野菜不足 | 1日に野菜200gとるのを目標に |
| 転倒しやすい | 1日に3回のダイナミックフラミンゴ療法を |
| 座位生活 | テレビをつけっぱなしにしない |
| 塩分の多い食事* | 体重計にのる |

*塩分の多い食事はむくみを招く

たら「頑張りましたね．これを続けると自覚症状も改善すると思いますよ．血糖コントロールもよくなると思いますよ」など賞賛するとよい（オペラント強化法）．

- メタ解析では，1型糖尿病の大腿骨頸部骨折のリスクは，1型糖尿病で5.76倍，2型糖尿病で1.34倍である．「転倒・骨折予防のための運動をしてみませんか？」と提案をしてみるのもよい．

- 「もう年だから」（高齢糖尿病者は「もう年だから」という言葉をよく口にする．それに対して，「そうですね」と答えてはならない）
- 「後は好きに生きたら」はだめ．

謝辞

本研究の一部は，総合科学技術・イノベーション会議のSIP（戦略的イノベーション創造プログラム 研究課題番号14533567）「次世代農林水産業創造技術」（農研機構生研センター委託研究）によって実施されました．

### 【参考文献】

1) 坂根直樹. 生活習慣と食事の改善による疾病管理. In: 和田忠志, 編. 高齢者外来診療. 東京: 中山書店; 2014. p.95-102.
2) Tobias DK, Pan A, Jackson CL, et al. Body-mass index and mortality among adults with incident type 2 diabetes. N Engl J Med. 2014; 370(3): 233-44.
3) Fujiwara S, Kotani K, Brantley PJ, et al. Dietary salt reduction in rural patients with albuminurea using family and community support: the Mima study. Asia Pac Fam Med. 2010; 9(1): 6.
4) 坂根直樹. 高齢糖尿病患者における運動療法. 糖尿病. 2016; 8(2): 75-80.
5) Fan Y, Wei F, Lang Y, et al. Diabetes mellitus and risk of hip fractures: a meta-analysis. Osteoporos Int. 2016; 27(1): 219-28.

〈坂根直樹〉

第3章 高齢者糖尿病の対策と診療のコツ

# 5 重要な感染症とその際の血糖コントロール, 感染防止策

**ここが重要！**

1　肺炎に罹患しやすく，重症化しやすい．
　　肺炎を疑ったら，必ず肺結核を除外することが重要である．
2　急性腎盂腎炎も頻度が高く，重症化しやすい．
3　頻度は低いが糖尿病に特有で重篤な感染症があり，これらは全例専門家にコンサルトする．
4　シックデイ時は，シリンジ・ポンプによる速効型インスリンの持続静注で血糖をコントロールする．

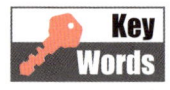 **Key Words** 肺炎，肺結核，尿路感染症，敗血症，シックデイ

## 1 高齢糖尿病患者で重要な感染症

　高齢糖尿病患者では感染症の頻度が高くなるが，これは加齢そのものによる易感染性と高血糖による易感染性の両者が原因である．

　高齢患者では，症状が非典型的であること，認知症などにより症状を訴えることが難しいこと，感染症の種類が若年者とは異なること（誤嚥性肺炎や褥瘡など）に注意して診療にあたる必要がある．

### 1) 呼吸器感染症

　高齢糖尿病患者では肺炎に罹患しやすく，加齢と共にそのリスクは上昇する[1]．糖尿病患者では，肺炎球菌，クレブシエラ，結核などのリスクが高い．したがって，肺炎を疑ったら，必ず肺結核を除外することが重要である．結核の誤診を防ぐために，抗結核作用のあるキノロン製剤やカルバペネム，リネゾリド（ザイボックス）を根拠なく使用しないことが重要である[2]．

　結核は，糖尿病患者ではつねに念頭におく必要がある感染症である．2007年から2010年までのわが国の糖尿病合併結核罹患患者の66.9%が高齢者であった．逆に，高齢結核患者の15.3%は糖尿病を合併していた[3]．糖

尿病患者では，活動性結核や難治性の結核になりやすく，死亡率も高い．糖尿病を合併した結核患者の死亡率は糖尿病非合併例の6倍以上という報告がある．

### 2）尿路感染症

糖尿病患者は急性腎盂腎炎に4〜5倍罹患しやすくなる，特に重症または治療抵抗性の急性腎盂腎炎が多く，死亡率も約5倍高い[4]．原因菌でもっとも多いのは大腸菌である．グラム陽性菌では，腐生ブドウ球菌・腸球菌が多い．急性腎盂腎炎では，しばしば血液培養が陽性になるため，必ず血液培養を2セット取ることも重要である．

無症候性細菌尿は多いが，抗菌薬治療は予後を改善しないため治療してはならない．つまり，無症状の患者は，尿路感染の精査をしてはならない．

### 3）頻度は低いが，糖尿病に特有で重篤な感染症

これらについては，全例，専門家（感染症専門医または各科専門医）にコンサルトする必要がある．

- 頭頸部領域：鼻脳ムコール症，悪性外耳道炎
- 皮膚・軟部組織：壊死性筋膜炎
- 消化器領域：気腫性胆嚢炎，肝膿瘍
- 泌尿器科領域：気腫性腎盂腎炎，気腫性膀胱炎，フルニエ壊疽

## 2 感染症時の血糖コントロール

高齢糖尿病患者が感染症になると，通常は高血糖になり，さらに脱水も伴うと著しい高血糖になり，高浸透圧高血糖症候群（HHS）をきたす危険がある．

一方，重症の敗血症では低血糖になることもある．さらに高齢糖尿病患者では急に食欲不振となり，血糖コントロールが不安定となりやすい．高血糖も低血糖も予後不良であり，また血糖値の変動幅が大きいほうが，敗血症の死亡率を高めるという報告もある．

このような急性期の患者では，以下の方法で血糖コントロールをするとよい．

高齢糖尿病患者では，目標血糖値は100〜250mg/dLくらいとする．

### 1）高血糖で，食事摂取がほとんどできない場合

シリンジ・ポンプから速効型インスリンの持続静注による血糖コントロー

**表1** シリンジ・ポンプからの速効型インスリン持続静注によるスライディング・スケールの指示例

| 血糖値 | 速効型インスリン |
|---|---|
| 350mg/dL 以上 | ＋0.4mL/ 時 |
| 250～349mg/dL | ＋0.2mL/ 時 |
| 100～249mg/dL | 0（そのまま） |
| 80～99mg/dL | －0.2mL/ 時 |
| 71～79mg/dL | －0.4mL/ 時 |
| 70mg/dL 以下 | －0.6mL/ 時として 50％ブドウ糖 20mL 静注 |

ルを行う．具体的には，シリンジ・ポンプに速効型インスリン 50 単位＋生理食塩水 49.5mL を入れ，持続静注で表 1 のスライディング・スケールを使用する．1 日 150g のブドウ糖が入るように輸液を調整して，6 時間毎に血糖値を測定し，速効型インスリンは 1.5mL/ 時（1.5 単位 / 時）で開始する．この場合，点滴中のブドウ糖は 24 時間均等な濃度にして使用することが重要である（たとえば，500mL 中にブドウ糖 50g を入れ，1 日 3 本で合計ブドウ糖 150g/1500mL とする．これを 24 時間で点滴する）．もちろん，1 日点滴量は患者の全身状態により適宜増減する．

### 2）食事摂取が可能な場合

　食事摂取が可能な患者では，各食直前の超速効型インスリンと眠前の持効型インスリンによる 1 日 4 回の皮下注療法を行う．食事摂取量が不安定な患者では，食直後に食事摂取量に応じて超速効型インスリン量をスライディングさせて使用する．この場合，眠前の持効型インスリンは，空腹時血糖値を見ながら固定量の注射とすることが重要である．

　しかし，血糖値のみに応じた従来からの「単純なスライディング・スケール法」は，血糖コントロールをかえって不安定にするので，極力その使用を避けることが重要である．

## 3　糖尿病患者の感染防止策

　感染防止策としては，通常の手洗い，うがいの励行以外に，ワクチン接種も重要である．

　高齢糖尿病患者では，インフルエンザ・ワクチンの接種が勧められる．

　台湾の研究では，インフルエンザ・ワクチンを摂取した高齢糖尿病患者で

は，入院のハザード比は 0.88，死亡のハザード比は 0.44 と有意にその頻度
を低下させた[5].

　また，高齢糖尿病患者では肺炎球菌ワクチンも接種すべきである．長期療
養型病院入院中患者の追跡調査では，肺炎球菌ワクチン接種が死亡率を減少
させたという報告がある[6].

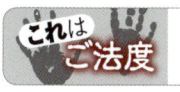 単純なスライディング・スケール法は，極力使用しないこと！

### 【参考文献】

1) McDonald HI, Nitsch D, Millett ER, et al. New estimates of the burden of acute community-acquired infections among older people with diabetes mellitus: a retrospective cohort study using linked electronic health records. Diabet Med. 2014; 31(5): 606-14.

2) 岩田健太郎. 糖尿病と感染症. In: 岩岡秀明, 他編. ここが知りたい！糖尿病診療ハンドブック Ver.3. 東京: 中外医学社; 2017. p.229-35.

3) Uchimura K, Ngamvithayapong-Yanai J, Kawatsu L, et al. Characteristics and treatment outcomes of tuberculosis cases by risk groups, Japan, 2007-2010. Western Pac Surveill Response J. 2013; 4(1): 11-8.

4) Lim SK, Ng FC. Acute pyelonephritis and renal abscesses in adults—correlating clinical parameters with radiological (computer tomography) severity. Ann Acad Med Singapore. 2011; 40(9): 407-13.

5) Wang IK, Lin CL, Chang YC, et al. Effectiveness of influenza vaccination in elderly diabetic patients: a retrospective cohort study. Vaccine. 2013; 31(4): 718-24.

6) Wagner C, Popp W, Posch M, et al. Impact of pneumococcal vaccination on morbidity and mortality of geriatric patients: a case-controlled study. Gerontology. 2003; 49(4): 246-50.

〈岩岡秀明〉

**第3章** 高齢者糖尿病の対策と診療のコツ

# 6 End of Life

### ここが重要！

1 エンドオブライフ，緩和ケアという概念はがん患者の終末期のみに適用されるものではない．

2 糖尿病専門医は，糖尿病を併発症としてもつあらゆる疾患の患者のジェネラリストとしてエンドオブライフを理解する必要がある．

3 健康寿命を延ばし，介護期間を短くすることが重要である．

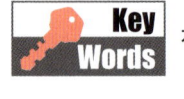 **Key Words** 在宅診療，看取り，事前指示書，DNAR，24 時間ルール

### 症例呈示

67 歳男性，会社員

〔病歴〕平成 24 年から糖尿病で経口薬でのコントロールが不十分であり，トレシーバ 30 単位にノボラピッドによるスライディングスケールでコントロールをしていた．平成 27 年 1 月食物の通過障害を感じて上部内視鏡検査を施行し中部食道に潰瘍が認められ，生検で扁平上皮癌と診断された．すでに胸部リンパ節に転移していて，その後食道気管支瘻となり，左気管支にステントを挿入したが，絶飲食となり IVH 管理となった．本人が在宅医療を希望したため，訪問診療を開始したが，家庭内での IVH へのインスリンのミキシングは感染の危険からトレシーバを継続して行うこととした．血糖コントロールは低血糖を回避することを第一とし，極度の高血糖は回避するくらいで，それまでしてきた厳しい血糖コントロールは中止とした．また訪問診療に際しては事前指示書を記載してもらい，終末期に心肺蘇生は行わないことと，できれば在宅で看取るという希望があった．家庭では妻と娘が介護にあたった．前胸部疼痛が出現したがこれはオピオイド

（オキシコンチン）にてコントロールを続けられた．しかし衰弱が進行し，また咳嗽，喀痰が著明となり，息切れが強くなった．SpO₂が90％を割るようになり在宅酸素療法が開始されたが，呼吸困難はさらに進行し，塩酸モルヒネでなければコントロールできなくなった．最期まで本人の意思に沿って訪問診療と訪問看護で見守り，前日の夕刻の訪問診療のあと夜半に呼吸が微弱となり，訪問看護師が呼ばれ心肺停止を確認，翌朝医師が死亡を確認した．

## 1 超高齢社会と在宅診療

　21世紀に入り我が国の人口は負に転じた．これから50年以上，第二次世界大戦後の70年間に爆発的に増えた我が国の人口は，ほぼそれと同じ傾きをもって減少していく．この結果が人口減少社会であり，超高齢社会であり，多死社会である[1]．2025年問題が取り沙汰されるが，これは人口が最多である団塊の世代が後期高齢者となり，医療費が急増し医療資源が枯渇することに対しての懸念であり，2025年で全てが終わるのではなくそれは始まりであって，ここから日本の超高齢社会はさらに進行する．2040年代が最も多死の時代となり年間166万人が死亡する（現在の死者が130万人弱，ちなみに出生者は100万人を割った），そして2060年を過ぎると日本の高齢化率（65歳以上の人口の総人口に対する比率）は41％にもなる．このような短期間に急激な高齢化を経験した国も，また40％を超える高齢化率の国も人類の有史以来存在していない．われわれはこうした新しい環境の中で今までとは異なる高齢者の終末期医療の概念を持たざるを得ないだろう．単純に医療経済の観点からは高齢者には若年者の8倍前後の医療費がかかるので，高齢者医療について再考しないと国の経済が持たないとの考えがある．事実高齢化率の増加で対GNPの医療費率が増加することは国際的にもよく知られているし，この観点から従来からの高齢者医療に対しての見直しを図る政策が出てくるのは避けられないと思われる．また医療資源という意味からも従来の医療体制のままでは医療供給態勢が大幅に不足することが予測される．このことも今後は急性期病院で治して家に帰るという一病院で完結するような医療ではなく，治して支えて看取るという多施設協同の循環医療に改編しなければいけない理由の一つである．しかしこのような単な

る医療財政上，あるいは医療資源の不足の解消として消極的にエンドオブライフを考えたり，在宅医療を利用するというものでは本来ない．多死時代において，人は死ぬものであるという根本に立ち返って，がんであろうが非がんであろうが，死が避けられなくなった時にどのような対応をすべきかを医師は習熟しなければならない．また在宅医療には在宅医療ならではのメリットがあり，ときにはそれは病院医療を凌ぐものである．すなわち医療よりも生活を重視する，ある意味では当然のことである医療の原点を捉えたものとして，在宅医療＝home であるというメリットは病院＝away を超えた，何物にも代えがたいものである．特にがん患者の終末期がこれに相当する．

　しかしがん患者に限らず，非がん患者においても最近はエンドオブライフが考えられるようになってきた．特に高齢者においては，平均寿命が長くなり，治しても完治できない，multi-morbidity（多数の疾患を持っている人）が増え，単に治すのではなく，治し支え看取る医療が避けられなくなっている．この高齢者の「あいまいな」終末期に対して，若い世代と全く同様の医療をすることが，果たして彼らの望むものであるのか，そうすべきなのかが問われる時代になった．

　逆にもし患者および家族の意思が明確であったとして，どこまでやるかの判断は今まで以上に難しいことになる．この食道がんの患者の例でも，患者が肺炎になっても一切点滴治療もしないものから，肺炎の治療については何度でも何を使っても治療するという両極（どちらを取る人もいないと思われるが）の間の，さてどこまでするかは医師に託されることになる．初めてその患者を診る3次救急の医師は考えることなく現代の最新の医療を行おうとするだろうが，この患者がエンドオブライフの状態であると認識している医師にとっては，どこまでするかの線引きはまさに難しいものがある．こうした単なる医療技術を越えた医療に対する教育は未だ不十分であるし，そもそもそのような学問が確立しているわけではない[2]．

## 2 糖尿病とエンドオブライフ

　本人の意思を尊重して延命治療は行わないという考え方が出てきたのは，20世紀になり延命治療が広く行われるようになってからである．終末期における延命治療の決定に関しては本人の意思決定を最重要視する国際的な流れが20世紀後半にはほぼ確立され，多くの国で法制化された．すなわち尊

厳死と呼ばれる，消極的安楽死が法律的に認められるようになった．さらに終末期における積極的な安楽死も合法的に認める国や州が出てきた．医の倫理において何が正しいのかについては決して不変ではなく，時代によって全く異なることがありえる．現代において考えれば，それは患者本人の意思を尊重する流れといえようが，それはあくまで現代における正義であり，未来永劫その方向に進むのかはわからない．いずれにせよ現代の世界の流れが，尊厳死，安楽死へ向かっているとき，今のわが国においては，尊厳死について多くの人の理解は得られているものの，まだ実際に法律にはなってはいない．また本人の意思というよりは，家族の考えが本人の代弁をしているとの理解でこれを採用しているようにみえるケースが多いが，実際は全く本人を無視した（あるいは本人とは真逆の）家族本位の考えが履行されることも起こっている．ここではこれからの多死時代にむけて糖尿病患者のエンドオブライフについて考えてみる．

　糖尿病の発症を抑えること，進行を抑え合併症を防止することは，本人だけでなく，医療費抑制にとっても重要なテーマである．しかし結局人はいつか何かで死ななければならない．いうまでもなく，ケトアシドーシスのような糖尿病自身で死亡する例は糖尿病全体から見てわずか少数例であり，かつまた救命しなければならない病態である．糖尿病における代表的死因は脳血管障害や心血管イベントによる突然にくる死であって，国民の3人に1人が死亡するがんとは違って，予期できる死ではない．その意味では糖尿病そのものによるエンドオブライフといわれる終末期は存在しないか，ごく短期間である．

　一方で急性期の死を免れた脳血管障害の後遺症や認知症で長い間療養型病床や介護施設で過ごす期間が多いとすれば，彼らが終末期をどう過ごすべきかを考える必要があろう．ただこの場合しばしば本人は判断能力を失いつつあり，本人の意思が不明であることが問題となる．また糖尿病診療中にがんを合併する例も多数あるが，がんの治療が無効とわかったときに，糖尿病診療医をかかりつけ医として帰ってくることもある．こうした例では，糖尿病の専門医であっても，終末期の医療について理解しておく必要がある．そして限られた期間しか残されていない患者の糖尿病のコントロールは，合併症を起こさないための厳密な血糖管理や食事制限とは考え方を変える必要がある．

●栄養: 食事が口から入らなくなったり，のどがむせて食事をとれなくなったときには
1) 自分で食べられなくなっても鼻から胃管（いかん）を入れたり，お腹に胃瘻（いろう）を作ったりしないでください．そのために生きていけなくなってもかまいません．
2) 栄養をとるために必要なら鼻から胃管を入れてください．胃瘻は作らないでください．
3) 必要ならば胃管，胃瘻を作ってください．
4) 判断は家族（　　　　　　　　　）に任せます．
5) 判断は担当医師に任せます．
6) その他
＊胃管（いかん）: 鼻から細いチューブを胃まで入れて，ここから栄養を入れる方法です．1日2〜3回食事と同じように管を通して液体の栄養を入れます．
＊胃瘻（いろう）: 胃カメラなどを使ってお腹に穴をあけ，細いチューブを通して直接栄養を外から胃に入れる方法です．胃カメラをするのと同じ位の負担でできます．良くなれば管を抜きあとで穴をふさぐこともできます．

●注射
1) 食事の代わりの点滴（中心静脈栄養，高カロリー輸液）はしないでください．
2) 必要なら中心静脈栄養，高カロリー輸液をしてください．
3) 判断は家族（　　　　　　　　　）に任せます．
4) 判断は担当医師に任せます．
5) その他
＊中心静脈栄養，高カロリー輸液とは首や股の部分の太い血管から濃度の高い点滴を常時することで，食事をとらなくても点滴だけで長期間生きていける方法です．

●輸血
1) 輸血はしないでください．
2) 必要なら輸血をしてください．
3) 判断は家族（　　　　　　　　　　）に任せます．
4) 判断は担当医師に任せます．
5) その他

●その他の希望


平成　　年　　月　　日

本人署名＿＿＿＿＿＿＿＿＿＿＿＿＿＿＿＿＿＿

家族署名＿＿＿＿＿＿＿＿＿＿＿＿（続柄）＿＿＿＿＿

受け取り医署名＿＿＿＿＿＿＿＿＿＿＿＿＿＿＿＿

**図1** 事前指示書（つづき）


するし，この間人工心肺蘇生機を用いる可能性がある（図2）．しかし特に高齢者あるいは終末期医療として延命医療を望んでいない場合は，このことが逆に過剰医療になりかねない．

106　第3章　高齢者糖尿病の対策と診療のコツ

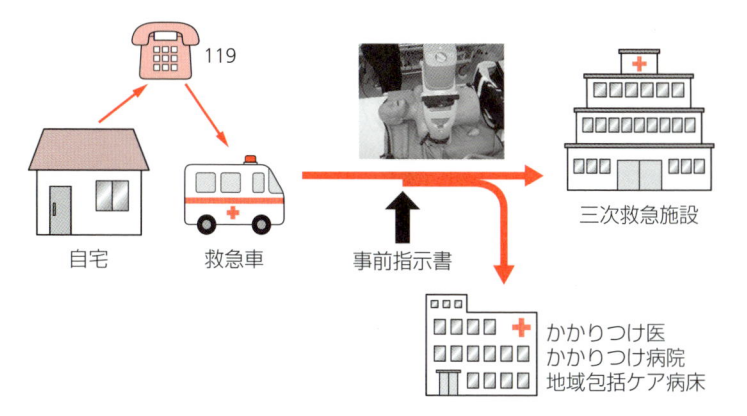

自宅　　救急車　　事前指示書　　　三次救急施設

かかりつけ医
かかりつけ病院
地域包括ケア病床

**図2** 救急搬送と事前指示書

119番通報すると到着した救急車は生死が問題となるような場合は救命施設に送ることになり，また搬送中に心停止となれば人工心マッサージ装置などでの蘇生を行う．その必要がないとの事前指示書があればこうした行為を行わず，かかりつけ医に誘導することが考えられるが，現在は事前指示書に法的な拘束力がない．

## 5) ターミナルケア

　ターミナルケアとは本邦ではがん患者の終末期を対象にした緩和ケアがその対象として取り上げられてきたが，上記のように非がん患者のターミナルケア，さらには超高齢者においても同様に考慮されるべきである．

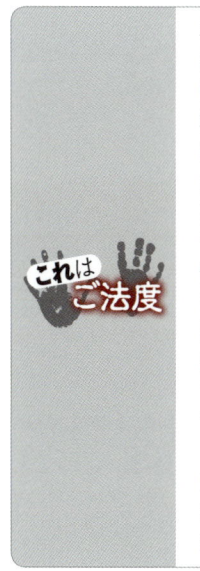

**看取り患者を救急車にて三次救急へ**
看取りを希望している患者が119番に通報すると，駆けつけた救急隊は救命のために三次救急に搬送することになる．救急車内で人工心マッサージ機で蘇生術を受け，三次救急施設で延命治療を受けることになると，本来患者が希望していたこととは全く異なったことになる．こうならないためにはあらかじめ意思を示した事前指示書を作ること，自分の考えを日常から理解して，救急時にも診てくれるかかりつけ医を作ることであるが，実際に病院のかかりつけ医を作ることはまだまだ難しい状態にある．
法制化されない限り，事前指示書はただの紙であり，なんら法的拘束力はない．逆にこれに従ったとき，それに対して後で疑義を訴える親族が出てくる可能性は否定できない．一方で延命治療の定義が曖昧であり，どこまでするかというガイドラインも定まってはおらず現場の医師に委ねられている．しかしいったんつけてしまった人工呼吸器は，死亡，脳死，あるいは呼吸機能の改善のないままに抜管することは現行の法律上許されてはいない．

498-12378

## 6) 健康寿命

健康寿命は平均寿命よりも男性で9年，女性で12年短い．すなわちこの長い介護期間のエンドオブライフをいかに縮めるか，あるいは健康寿命を延ばすかは，とくに糖尿病の診療に求められることである．

## 医師法二十条と二十一条の解釈

- 医師法第二十条「医師は，自ら診察しないで治療をし，若しくは診断書若しくは処方せんを交付し，自ら出産に立ち会わないで出生証明書若しくは死産証書を交付し，又は自ら検案をしないで検案書を交付してはならない．但し，診療中の患者が受診後二十四時間以内に死亡した場合に交付する死亡診断書については，この限りでない」
- 医師法第二十一条「医師は，死体又は妊娠四月以上の死産児を検案して犯罪と関係ある異状があると認めたときは，二十四時間以内に所轄警察署に届け出なければならない」

この医師法第二十条の但し書きがいわゆる24時間ルールといわれるものである．

これらを最後の診察から24時間を過ぎた場合には死亡診断書が書けないとか，あるいは異状死として届け出なければならないと，誤解される例があったために，厚労省からはこうした誤解がないように条文に解説が加えられた．

### 【参考文献】

1) 高林克日己. 高齢者終末医療　最良の選択. 東京: 扶桑社; 2015.
2) 長江弘子. 看護実践に生かすエンドオブライフケア. 東京: 日本看護協会出版会; 2014.
3) 中川雅大. 老衰に点滴はいらない　診療所の時代. 北信. 2002; 第7号: 42-73.
4) 日本尊厳死協会. http://www.songenshi-kyokai.com/living_will.html
5) 千葉県医師会. 私のリビングウィル. http://www.chiba.med.or.jp/personnel/nursing/download/mylivingwill_guide_h28.pdf
6) 箕島真子. 蘇生不要指示のゆくえ　医療者のためのDNARの倫理. ワールドプランニング; 2012.

〈高林克日己〉

第4章 高齢者糖尿病の薬剤管理

# 1 高齢者，特に認知症における 薬剤管理

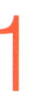

1 認知機能や ADL の評価，アドヒアランス，社会サポートや 介護者の負担などを考慮に入れて，薬剤選択を行う．

2 原則として低血糖を起こしにくい薬剤を中心に薬物選択を行 うが，低血糖のリスクが危惧される薬剤を使用する場合は柔 軟な血糖コントロール目標と目標下限値を設定し，低血糖の 評価を行う．

3 2型糖尿病でインスリンを使用する場合には，インスリン離 脱，持効型インスリン，または GLP-1 受容体作動薬に変更 し，治療の単純化を行うことが多い．

4 低血糖や高血糖の対策について患者だけでなく，介護者に教 育を行う．

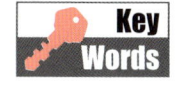

認知症，ADL，脱強化療法，低血糖，インスリン治療

### 症例呈示

82 歳女性

〔病歴〕40 歳に近医にて糖尿病を指摘，66 歳よりインスリン導入と なった．

X-1 年ごろから物忘れが目立つようになり，歩行障害，尿失禁も出現，X 年室外での歩行が困難となり，当院神経内科紹介される．X 年 5 月 当科外来を受診，インスリンリスプロ mix25　朝 22 単位，夕 14 単位 でも HbA1c 9.6％と血糖コントロール不良であったため，血糖コン トロールのために入院となった．

〔身体所見・検査所見〕身長 152cm，体重 37.4kg，BMI 16.1，血圧 135/69mmHg，胸部・腹部: 異常所見なし，四肢: 足背動脈触知可，

両側アキレス腱反射減弱

空腹時血糖 164mg/dL，HbA1c 9.6%，尿ケトン体（－），尿蛋白（－），空腹時 CPR 0.83ng/mL

Hb 15.7g/dL，TP 8.3g/dL，Alb 4.2g/dL，BUN 9mg/dL，Cre 0.60mg/dL，AST 21IU/L，ALT 18IU/L，T-Chol 273mg/dL，HDL-C 40mg/dL，TG 372mg/dL

頭部 MRI/MRA：主要脳底動脈の壁不整あり．網膜症：福田 A1，腎症：アルブミン尿 53mg/gCre で 2 期，eGFR 70.8mL/min/1.73m$^2$

〔認知機能〕MMSE 18 点で，記憶障害，時間の見当識障害があり，生年月日が言えない．また，実行機能障害があり，調理に必要な買い物をすることができない．中等度の認知症あり．BPSD はなし．

〔身体機能〕歩行は歩幅が狭く，バランスが不安定ですり足歩行．手段的 ADL：買い物と金銭管理ができず．基本的 ADL：トイレの使用はできるが，室内ではつかまり歩きで移動し，季節にあった服を着ることができず，入浴や着替えなどの基本的 ADL の低下がある．

〔生活社会歴〕夫と子供と 4 人暮らし．内服薬は同居の長女が管理し，飲み忘れなし．介護保険未申請

〔臨床経過〕約 40 年の糖尿病罹患歴のある中等度認知症合併の 2 型糖尿病患者である．入院後，1500kcal の食事と超速効型インスリンのノボラピッド（8-8-8-0）＋持効型インスリンのレベミル（0-0-0-6）の強化インスリン療法に変更し，血糖コントロールを行った．第 4 病日には 4 回血糖は 100～150mg/dL になったので，2 日毎に，シタグリプチン（ジャヌビア）50mg 追加，メトホルミン（メトグルコ）500mg 追加，さらにシタグリプチンは 100mg，メトホルミンも 750mg に増量しながら，超速効型インスリンを 2 単位ずつ減量し，中止した．空腹時血糖 150mg/dL とやや上昇し，インスリン分泌は空腹時 CPR 0.83ng/mL とやや減少傾向であったので持効型インスリン 4 単位を朝に変更し，継続とした．4 回血糖（毎食前と就寝前）は 110～150mg/dL となり，安定した血糖コントロールが得られた．MMSE は 18 点で，複数の領域の認知機能障害があり，季節にあった服を着るなどの判断力の低下や基本的 ADL の低下が見られ，中等度の認知症と診断した．入院後に患者のインスリン注射の手技がまった

くできないことがわかり，インスリンの自己注射を継続することは困難と判断した．家族（長女）にインスリン注射を依頼した．介護保険を申請し，デイケアを週2回行うこととなった．食事指導を患者と家族に行い，野菜を多めにとること，炭水化物の量をほぼ一定にし，欠食がないように指導した．薬剤に関しては高齢者の非典型的な低血糖症状，対処法，体調不良時にメトホルミンを中止し，インスリンは継続可能であることを伝えた．

本症例の血糖コントロール目標は中等度の認知症でインスリン治療なのでカテゴリーⅢで，目標のHbA1cは8.5％未満（下限値7.5％）とした．

# 1 高齢者糖尿病と認知症

糖尿病は認知症を合併しやすく，認知症は糖尿病合併症の一つとして考えられている．多くの疫学調査のメタ解析では，糖尿病患者は，糖尿病がない人と比べてアルツハイマー病が1.46倍，血管性認知症は2.49倍，認知症全体では1.51倍起こりやすい[1]．80歳以上の高齢者糖尿病でも認知症になりやすい．

また，糖尿病患者は認知症に至っていない認知機能障害，すなわち軽度認知障害（MCI）をきたしやすい．この糖尿病における認知機能障害は，言語記憶，視覚記憶，注意・集中力，情報処理能力，実行機能（遂行機能）といった領域に起こりやすい[2]．この認知機能障害は高血糖のみならず，無症候性を含めた脳梗塞合併例で起こりやすい．また，75歳以上の高齢者糖尿病では，MCIになりやすい．さらに，糖尿病患者の追跡調査では高齢（80歳以上），高血糖（HbA1c 7.0％以上），長期罹病期間を有する患者でMCIから認知症への移行が起こりやすいと報告されている[3]．

糖尿病における認知症発症を加速する要因はインスリン抵抗性，血糖コントロール（高血糖，重症低血糖），動脈硬化，低栄養がある．インスリン抵抗性を高くする状態には，肥満，メタボリックシンドローム，身体活動量低下，高脂肪食，うつ病，睡眠異常，慢性炎症，筋力低下などがある．インスリン抵抗性を高くする状態はIGTの段階から存在し，糖尿病発症だけでなく認知症発症の危険因子でもある．とくに中年期の肥満と身体活動量低下の

合併は糖尿病発症と認知症発症の危険因子となる．また，動脈硬化性疾患の危険因子の高血圧，高中性脂肪血症や脳梗塞の合併は認知症の危険因子である．さらに，J-EDIT 研究では高齢糖尿病男性のビタミン $B_2$，カロチン，パントテン酸，カルシウムなどのビタミン，ミネラルの摂取不足は認知機能低下の危険因子であった[4]．本症例においても，高齢，高血糖，長期罹病期間，アルブミン尿などの認知症の危険因子を有していた．

したがって，認知症を合併した糖尿病患者は，上記の認知症発症を加速する因子を合併した高度の臨床的複雑性を有する患者である場合が多い．

## 2 血糖コントロールと認知機能障害，認知症

短期または長期の高血糖は認知機能障害をもたらすが，血糖コントロールによって注意力，情報処理速度，視覚記憶などが一部改善するという報告がある．軽症の低血糖（血糖値 47〜54mg/dL）でも注意・集中力，情報処理能力，実行機能，記憶力などの認知機能障害をきたしうる[5]．

認知機能の中でも記憶障害と実行機能の障害はセルフケアの服薬やインスリン注射のアドヒアランスの低下をもたらす．実行機能とは目標に向けた複雑な行動を計画し，開始し，順序立て，モニターし，遂行する高次の認知機能である．糖尿病患者に実行機能障害が起こると，日常生活においては買い物，食事の準備，金銭管理などの手段的 ADL 低下をきたし，糖尿病治療ではセルフケアのアドヒアランスの低下をもたらし，血糖コントロールが不良となる．高血糖はさらに実行機能障害をもたらし，悪循環を形成する．

高齢糖尿病患者の長期追跡調査において高血糖（平均血糖値 190mg/dL: HbA1c 8.2%以上に相当）は認知症発症の危険因子である[6]．J-EDIT 研究でも HbA1c 高値は 6 年間の追跡期間における認知機能低下の危険因子である傾向が見られている．

重症低血糖は認知症発症の危険因子であり，一方，認知症は重症低血糖発症の危険因子である．最近のメタ解析では重症低血糖があると認知症は 1.68 倍起こりやすく，認知症があると重症低血糖は 1.61 倍起こりやすく，重症低血糖と認知症は悪循環を形成しうる[7]．また，重症低血糖は認知機能障害が重症になるほど起こりやすく，認知症に至っていない認知機能障害がある患者の重症低血糖のリスクは 1.7 倍，認知症患者の重症低血糖のリスクは 2.4 倍となっている[8]．さらに，認知症患者で HbA1c 7.0%未満でもさらに

*112*　第 4 章　高齢者糖尿病の薬剤管理

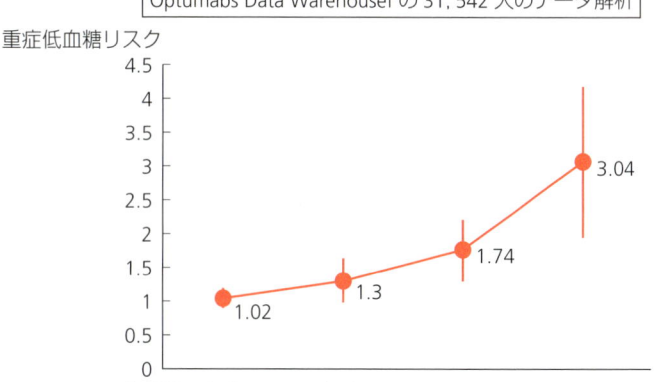

**図1** 認知症などの高度の臨床的複雑性を持つ患者に強化治療を行う
と重症低血糖が高頻度になる

高度の臨床的複雑性: 認知症, 75 歳以上, 末期腎不全, または 3 つ以上の重篤な
慢性疾患の併存
強化治療: HbA1c 5.6%以下での薬剤使用, HbA1c 5.7〜6.4%: 2 剤以上の薬
剤使用でさらに薬剤の追加
または HbA1c 6.5〜6.9%: 2 剤以上の薬剤またはインスリンの追加
(McCoy RG, et al. JAMA Intern Med. 2016; 176: 969-78)[9]

インスリンや経口血糖降下薬で厳格な血糖コントロールを行うと, 重症低血
糖が 3.0 倍に増えることが報告されている (図 1)[9].
　また, 血糖変動が大きいことも認知機能障害や脳の萎縮と関連することが
知られている.

## 3　認知症の診断と治療

### 1) 認知機能障害を疑う手がかり

　すべての高齢糖尿病患者に認知機能のスクリーニングを行うのは困難であ
る. したがって, ①記憶障害 (物忘れ), ②手段的 ADL の低下, ③セルフ
ケアのアドヒアランス低下, ④心理状態の悪化, ⑤歩行速度の低下などの認
知機能障害を疑う手がかりがある場合に認知機能のスクリーニング検査を行
う. また, 我々の入院高齢糖尿病患者の解析では① 75 歳以上, ② HbA1c
8.5%以上, ③ 重症低血糖の既往, ④脳卒中の既往の患者で MMSE 23 点以
下の認知機能障害の頻度が多いので, このような患者も認知機能のスクリー

ニング検査を行うことが望ましい.

## 2) 認知機能のスクリーニング検査

認知機能のスクリーニング検査にはMMSE（Mini-Mental State Examination: ミニメンタルステート検査），改訂長谷川式認知症スケール（HDS-R: Hasegawa's Dementia Scale-Revised），Mini-Cog，DASC-21，MoCA-J（Montreal Cognitive Assessment, Japanese version）などがある（表1）.

MMSEやHDS-Rは認知機能のスクリーニング検査として普及しており，有用であるが，糖尿病患者で起こりやすい実行機能障害をみる項目に乏しい．したがって，MMSEやHDS-Rに実行機能をみる時計描画試験を組み合わせるのがいいと思われる．最も簡単な検査としては3語の即時再生と遅延再生と時計描画を組み合わせたMini-Cogがある．Mini-Cogは2分前後で行うことができ，2点以下が認知症疑いで，MMSEと同様の妥当性を有する．MCIをスクリーニングする検査としてはMoCA-Jがある．MoCAはMMSEよりも糖尿病患者の認知機能障害を見出すことができる．DASC-

### 表1 種々の認知機能検査

**1）HDS-R（Hasegawa's Dementia Scale-Revised: 改訂長谷川式認知症スケール）（6～10分）**
HDS-Rは年齢，見当識，3単語の即時記銘と遅延再生，計算，数字の逆唱，物品記銘，言語流暢性の9項目からなる30点満点の認知機能検査である．HDS-Rは20点以下が認知症疑いで感度93%，特異度86%と報告されている．

**2）Mini-Cog（2分以内）**
Mini-Cogは3語の即時再生と遅延再生と時計描画を組み合わせたスクリーニング検査である．Mini-Cogは2点以下が認知症疑いで感度76～99%，特異度83～93%であり，MMSEと同様の妥当性を有する．

**3）MoCA（Montreal Cognitive Assessment）（10分）**
MoCAまたはMoCA-J（Japanese version of MoCA）は視空間・遂行機能，命名，記憶，注意力，復唱，語想起，抽象概念，遅延再生，見当識からなり，MCIをスクリーニングする検査である．MoCAは25点以下がMCIであり，感度80～100%，特異度50～87%である．MoCAはMMSEよりも糖尿病患者の認知機能障害を見出すことができる．

**4）DASC-21（5～10分）**
DASC-21は認知機能障害と生活機能障害（社会生活の障害）に関連する行動の変化を評価する尺度で，介護職員やコメディカルでも施行できる21の質問からなる．また，DASC-21は臨床的認知症尺度（Clinical Dementia Rating: CDR）と相関があり，その妥当性が報告されている．

**5）MMSE（Mini-Mental State Examination: ミニメンタルステート検査）（6～10分）**
MMSEは時間の見当識，場所の見当識，3単語の即時再生と遅延再生，計算，物品呼称，文章復唱，3段階の口頭命令，書字命令，文章書字，図形模写の計11項目から構成される30点満点の認知機能検査である．MMSEは23点以下が認知症疑いである（感度81%，特異度89%）．27点以下は軽度認知障害（MCI）が疑われる（感度45～60%，特異度65～90%）．

21 は地域包括ケアシステムにおける認知症アセスメントシートであり，介護職員やコメディカルでも施行できる 21 の質問からなる．DASC-21 は認知機能，手段的 ADL，基本的 ADL を同時に評価できるという利点があり，血糖コントロール目標の設定にも利用できる．また，DASC-21 は臨床的認知症尺度（Clinical Dementia Rating：CDR）と相関があり，認知症の重症度判定も可能である．

認知機能の評価法の詳細に関しては日本老年医学会ホームページのお役立ちツール（http://www.jpn-geriat-soc.or.jp/）を参照されたい．

### 3）認知症の診断

認知機能障害が疑われる場合は，手段的 ADL，基本的 ADL の障害について問診し，社会生活の障害があるかを確認し，次に認知機能のスクリーニング検査を行う．認知機能のスクリーニング検査で，MMSE 23 点以下，HDS-R 20 点以下，Mini-Cog 2 点以下，MoCA-J 17 点以下または DASC-21 が 31 点以上の場合には認知症が疑われる．MoCA-J は 25 点以下または MMSE 27 点以下で MCI が疑われる．HDS-R や MMSE の点数が高くても実行機能障害があり，セルフケアができない場合があるので注意を要する．取り繕い行動がある場合もあるので介護者からも情報を聴取することが大切である．必要に応じて，専門医に紹介する．

認知症の診断は Diagnostic and Statistical Manual of Mental Disorders-5

### 表2 NIA-AA による認知症の診断基準（2011）

1. 仕事や日常活動に支障
2. 以前の水準に比べ遂行機能が低下
3. せん妄や精神疾患によらない
4. 認知機能障害は次の組み合わせによって検出・診断される
   1) 患者あるいは情報提供者からの病歴
   2) 「ベッドサイド」精神機能評価あるいは神経心理検査
5. 認知機能あるいは行動異常は次の項目のうち少なくとも 2 領域を含む
   1) 新しい情報を獲得し，記憶にとどめておく能力の障害
   2) 推論，複雑な仕事の取扱いの障害や乏しい判断力
   3) 視空間認知障害
   4) 言語障害
   5) 人格，行動あるいは振る舞いの変化

The diagnosis of dementia due to Alzheimer's disease: recommendations from the National Institute on Aging-Alzheimer's Association workgroups on diagnostic guidelines for Alzheimer's disease.

（McKhann GM, et al. Alzheimers Dement. 2011; 7(3): 263-9）

（DSM-5），または National Institute on Aging–Alzheimer's Association（NIA-AA）（表2）の診断基準に基づいて行う．複数の領域の認知機能障害だけでなく社会生活の障害を確認することが大切である．社会生活の障害があれば認知症を疑い，概ね自立している場合は，MCI を考える．せん妄やうつ病を除外し，甲状腺機能低下症，慢性硬膜下血腫，正常圧水頭症などの治療できる認知症を見逃さないようにする．

## 4) 認知症の重症度判定

詳細な認知症の重症度の判定には CDR（clinical dementia rating）などを行うのが理想であるが，中等度の認知症と判定するためには簡易に MMSE（20点未満）や DASC-21 を用いることもできる．DASC-21 では，合計点31点以上でかつ遠隔記憶（生年月日），場所の見当識，社会的判断力（季節に合った服を着る），基本的 ADL（入浴，トイレの使用，着替えなど）の障害がある場合，中等度認知症の可能性ありと判定できる（http://dasc.jp）．

本症例では MMSE 18点で23点以下であり，認知症が疑われ，記憶，社会的判断力，実行機能，および基本的 ADL の障害があり，中等度の認知症と診断された．

## 5) BPSD（行動・心理徴候）とその対処法

認知症合併例の治療で最も大切なことは認知症の BPSD（行動・心理症状）があるかどうかを判断し，それに対して適切に対処することである．BPSD の幻覚，徘徊，不穏，せん妄，介護に対する抵抗などがあると糖尿病の治療を行うことができない．BPSD の誘因となる疼痛，発熱，高血糖，低血糖などを除き，患者にとって好ましい環境を整えることが大切である．コリンエステラーゼ阻害薬やメマンチン（メマリー）などの投与も BPSD を和らげる場合もある．非薬物療法が効果なく，BPSD が重症である場合には，抗精神病薬のリスペリドン（リスパダール）が使用される場合がある．クエチアピン（セロクエル），オランゼピン（ジプレキサ）は著しい高血糖をきたす場合があるので糖尿病患者では禁忌である．

## 6) 認知症の治療

認知症の治療にはコリンエステラーゼ阻害薬〔ドネペジル（アリセプト），ガランタミン（レミニール），リバスチグミン（イクセロン，リバスタッチ）〕やメマンチンが使用される．認知症と診断されなくても，認知機能障害がある場合は，早期に運動療法，心理サポート，社会資源の確保などを行う．

## 116　第4章　高齢者糖尿病の薬剤管理

## 4　認知症合併の高齢者糖尿病の薬物治療

　認知症を合併した糖尿病患者の薬物療法で最も重要なことは軽症も含めて低血糖を起こさないことである．重症低血糖のリスクが小さいDPP-4阻害薬，ビグアナイド薬であるメトホルミン（メトグルコ，グリコラン，メデット）などを中心に薬物治療を行う．メトホルミンはeGFR 45mL/min/1.73m$^2$以上であることを確認して使用し，eGFR 30mL/min/1.73m$^2$未満では使用しない．SU薬を使用する場合はグリクラジド（グリミクロン）を10～20mg/日の少量で用いる．

　服薬アドヒアランス低下がある場合は，薬剤数を可能な限り減らし，服薬回数も1～2回とする．α-GIやグリニド薬を使用する場合には服薬のタイミングを朝と夕の食直前に統一する場合もある．

　認知症合併の2型糖尿病患者で著しい高血糖の場合は強化インスリン治療で血糖コントロールを行い，糖毒性をとる．糖毒性をとることでインスリン治療を離脱し，内服薬治療に変更することができる場合がある．頻回のインスリンから1日1回の持効型インスリンや週1回のGLP-1受容体作動薬に変更することもできる場合がある．週1回のGLP-1受容体作動薬のデュラグルチド（トルリシティ皮下注0.75mgアテオス）は，比較的消化器症状が少なく，訪問看護師に依頼することが可能である．

　本症例では，強化インスリン療法の後に，持効型インスリン1日1回とDPP-4阻害薬，メトホルミンの併用に変更を行った．このようなインスリン治療の単純化は脱強化療法と呼ばれる．脱強化療法は認知症などの高齢糖尿病患者で介護者のサポートがない場合に病院の治療から在宅の治療へ移行する際に必要な治療である．

　認知機能障害や認知症の患者は重症低血糖の高リスクであるので，患者および介護者に低血糖の構造的な教育を行う．すなわち，①低血糖の症状が非典型的なこと，②いつも変わった症状があればブドウ糖をとること，③炭水化物の摂取量が減ると低血糖が起こりうること，④食事摂取量低下，下痢，嘔吐の場合のSU薬の中止，インスリン量の減量について教育を行う．

## 5　認知症合併の高齢者糖尿病の血糖コントロール目標

　認知症を合併した高齢糖尿病患者の血糖コントロールは柔軟な血糖コント

ロール目標を設定することが必要である．その根拠は上記のように認知機能の悪化とともに重症低血糖のリスクが高くなることや一端重症低血糖が起こった場合に認知機能がさらに悪化する可能性が高いからである．また，認知症合併例の死亡のリスクが高く，平均余命が短いことも考慮に入れる必要がある．

日本糖尿病学会と日本老年医学会の合同委員会で発表された血糖コントロール目標（HbA1c値）は，重症低血糖のリスクが危惧される薬剤（インスリンやSU薬など）を使用している場合は，カテゴリーⅡの軽度認知障害から軽度認知症の患者，カテゴリーⅢの中等度以上の認知症合併の患者はそれぞれ8.0％未満，8.5％未満となっている[10]（p.11の図を参照）．また，重症低血糖を防ぐために，それぞれHbA1cの目標下限値を7.0％，7.5％に設定している．後期高齢者ではカテゴリーⅠやカテゴリーⅡでもHbA1c 8.0％未満となっているので，まず，中等度以上の認知症かどうかを判断することが大切である．本症例では中等度認知症でインスリン治療なのでHbA1c 8.5％未満（下限値7.5％）としている．

目標下限値を下回った場合は多剤併用の対策で薬剤の数や量を減らしたり，治療の単純化を行ったりすることで低血糖などの有害作用を減らすことが重要である．

一方，重症低血糖のリスクが危惧されない場合には，中等度以上の認知症合併例はHbA1c 8.0％未満となっており，認知症の悪化を防ぐための目標値となっている．

## 6 認知症合併の高齢者糖尿病の教育（食事・運動など）

食事療法はエネルギー制限ではなくバランスを重視した栄養を家族に指導する．認知症合併例では，タンパク質，脂肪，緑黄色野菜が減り，炭水化物に偏る場合が多いので注意を要する．また，エネルギー摂取が減り，体重が減少すると認知機能が悪化することが知られているので，十分なエネルギー量を確保することが大切である．

認知症を合併症した一般の高齢者を対象とした20の無作為化比較対照試験（対象：1378人）のメタ解析では，認知症患者の集中的な身体リハビリは移動能力（mobility）やADLを改善している．また，認知症またはMCIの患者を対象とした研究では6〜12か月の運動は，安静にした患者と比較

して，認知機能を改善し，一部は海馬の萎縮も軽減させている．運動の中では，レジスタンス運動，多要素の運動などが有効である．多要素の運動は柔軟性運動，軽度のレジスタンス運動，有酸素運動，バランス運動，中等度以上のレジスタンス運動などの種々の運動を組みあわせて，その身体能力に合わせて徐々に行っていく運動である．実際には，認知症合併の患者では介護保険を申請し，デイケアの中でこうした運動を少なくとも週2回以上行うように指示する．

　認知症の患者では家に閉じこもることがないように介護保険によるサービスやインフォーマルなサービス（認知症カフェなど）を利用しながら社会とのつながりを保ち，介護者との良好な関係を維持し，快適な環境を保つことが大切である．糖尿病の薬物療法に訪問看護師や薬剤師などの多くの職種が関わることにより，患者や介護者に安心感を与えることが介護者の介護負担を軽減し，治療が継続できるように思われる．

 認知症合併の2型糖尿病患者の介護者の介護負担が大きい場合に複雑な治療（頻回の注射など）の援助を依頼してはいけない．

### 【参考文献】

1) Cheng G, Huang C, Deng H, et al. Diabetes as a risk factor for dementia and mild cognitive impairment: a meta-analysis of longitudinal studies. Intern Med J. 2012; 42: 484-91.

2) Palta P, Schneider AL, Biessels GJ, et al. Magnitude of cognitive dysfunction in adults with type 2 diabetes: a meta-analysis of six cognitive domains and the most frequently reported neuropsychological tests within domains. J Int Neuropsychol Soc. 2014; 20: 278-91.

3) Ma F, Wu T, Miao R, et al. Conversion of mild cognitive impairment to dementia among subjects with diabetes: a population-based study of incidence and risk factors with five years of follow-up. J Alzheimers Dis. 2015; 43: 1441-9.

4) Araki A, Yoshimura Y, Sakurai T, et al. The Japanese Elderly Diabetes Intervention Trial Research Group. Low intakes of carotene, vitamin B2, and calcium predict cognitive decline among elderly patients with diabetes mellitus: the Japanese Elderly Diabetes Intervention Trial. Geriatr Gerontol

Int. 2016 Jul 18. [Epub ahead of print].

5) Warren RE, Frier BM. Hypoglycaemia and cognitive function. Diabetes Obes Metab. 2005; 7: 493-503.

6) Crane PK, Walker R, Hubbard RA, et al. Glucose levels and risk of dementia. N Engl J Med. 2013; 369: 540-8.

7) Mattishent K, Loke YK. Bi-directional interaction between hypoglycaemia and cognitive impairment in elderly patients treated with glucose-lowering agents: a systematic review and meta-analysis. Diabetes Obes Metab. 2016; 18: 135-41.

8) Feil DG, Rajan M, Soroka O, et al. Risk of hypoglycemia in older veterans with dementia and cognitive impairment: implications for practice and policy. J Am Geriatr Soc. 2011: 59: 2263-72.

9) McCoy RG, Lipska KJ, Yao X, et al. Intensive treatment and severe hypoglycemia among adults with type 2 diabetes. JAMA Intern Med. 2016; 176: 969-78.

10) 日本糖尿病学会, 編. 糖尿病治療ガイド 2016-2017. 東京: 文光堂; 2016. p.97-8.

〈荒木 厚〉

第4章 高齢者糖尿病の薬剤管理

# 2 低血糖防止のための薬剤管理と注意点

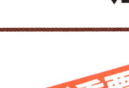

1 低血糖を避けることが重要である.
2 認知機能，生活環境，アドヒアランスを十分評価したうえで使用する薬剤を選択する.
3 インスリンや SU 薬はできるだけ低用量で使用する.
4 腎機能を定期的に評価し，用量調整を適宜行う.
5 家族や介護者への低血糖・シックデイの教育も必要である.

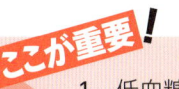 インスリン，SU 薬，アドヒアランス，シックデイ，教育

---

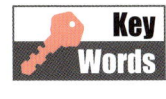

2 型糖尿病長期罹患歴のある 82 歳男性

〔病歴〕前増殖性糖尿病性網膜症，多発性神経障害，腎症 3 期の細小血管合併症に加えて動脈硬化の進行もある. 以前は経口血糖降下薬を使用していたが，病状進行からインスリン依存状態となり，数年前からインスリン治療を行っていた. しかし近年は認知症状が進行し，自身による服薬管理，インスリン注射および血糖測定が困難となり，同居の家族が協力し実施していた. 具体的には，持効型溶解インスリンアナログ製剤であるインスリングラルギン（ランタス）を 1 日 1 回，家族が帰宅する夕食後のタイミングで使用していた. HbA1c 9〜11％とコントロール不良な状況であったが，血糖測定のタイミングが食後であるためインスリン投与量の調整が難しく，HbA1c を目安としてインスリン投与量を漸増させていった. この間，外来受診時の本人および家族からの聴取では，低血糖と思われる症状はないと思われた.

しかしその後のある日，家族が帰宅したところ，本人が自宅で倒れて

いるところを発見し救急搬送となった．救急隊によるブドウ糖液の点滴により搬送時血糖値 104mg/dL，意識も回復していたが，1 時間後には再度低血糖（50mg/dL）となり，その後もブドウ糖輸液を要する状況が遷延したため緊急入院とした．入院後，頻回血糖測定を行いながらインスリン量調整を行ったところ，インスリンデグルデグ（トレシーバ）10 単位にて随時血糖値は 150〜220mg/dL と高めであったが，空腹時血糖値は 100〜120mg/dL となった．

**〔既往歴〕** 下肢閉塞性動脈硬化症

**〔食事〕** 1800kcal/ 日（31.0kcal/kg）

**〔検査所見〕** 身長 162.4cm，体重 67.4kg（BMI 25.6）

JCS I -1，体温 36.8℃，血圧 152/115mmHg，脈拍 102 回，SpO$_2$ 98%（room air）

随時血糖値 69mg/dL，HbA1c 10.8%（NGSP 値），尿ケトン（−），TC 158mg/dL，TG 100mg/dL，HDL–C 35mg/dL，LDL–C 101mg/dL，BUN 19.6mg/dL，Cr 1.18mg/dL，eGFR 46mL/min，抗 GAD 抗体陰性，血中 CPR 1.4ng/mL

心電図：同調律，心エコー：駆出率 66%，頸動脈エコー：プラークスコア 12.5（高度），IMT 0.8mm（右）/0.9mm（左），ABI 0.77/0.83

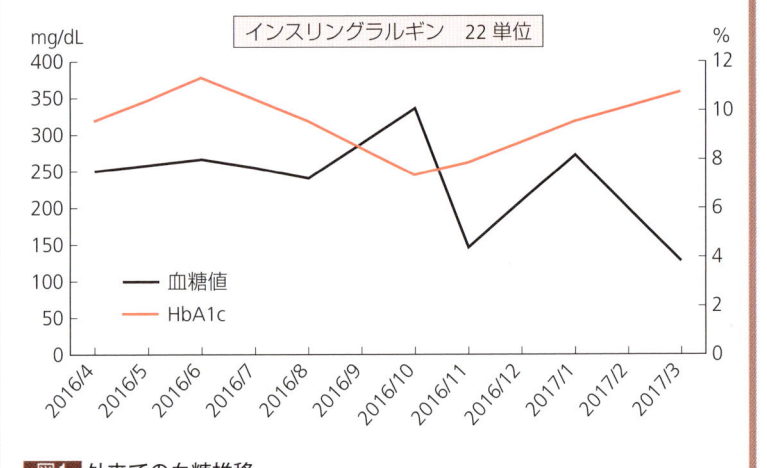

**図1** 外来での血糖推移

〔考察〕

本症例は，HbA1cが高値であり，認知症により低血糖症状も明らか
でなかったため，昏睡に至るまで低血糖を認識することができなかっ
た．高齢者は腎予備能が低下していることもあり，SU薬やインスリ
ン製剤では低血糖を起こしやすくなる．さらに，認知症や長期間の罹
患歴による神経障害を合併していることも考えられ，低血糖症状を自
覚できない場合があることを考慮して使用薬剤を選択していく必要が
ある．特にSU薬やインスリン製剤を使用する際には，低血糖に十分
注意して管理していくことが大切である．

高齢者においても，高血糖は細小血管合併症や大血管合併症のリスクファ
クターとなるため，適正な血糖コントロールを行う必要がある．しかし高血
糖だけでなく，重症低血糖も認知機能低下や認知症発症，転倒のリスクファ
クターとなる．血糖値を下げることが認知症やADL低下を予防できるとい
う明確なエビデンスは少なく，基本的には厳格な血糖コントロールは行わな
い．（高齢者糖尿病に関する血糖管理目標の詳細は「第1章　2.高齢者糖尿
病の血糖コントロール目標」を参照）

高齢者ではまず低血糖を避けることが重要であり，そのうえで高血糖を可
能な範囲で是正していく．高齢者，特に罹病期間が長く合併症が進んだ患者
では無自覚低血糖を起こしやすく，腎機能の低下や脱水に注意が必要であ
る．さらに薬剤管理においては，身体機能，認知機能，心理状態，栄養状
態，他の併用薬剤，社会・経済状況，アドヒアランス，患者や介護者の希望
も考慮しながら使用する薬剤を選択していく．負担が大きい治療や複雑な治
療は避けて，一包化するなどしてアドヒアランスを高める工夫をしていく．

また家族や介護者に低血糖の症状や対処法，シックデイについての教育を
行う必要もある．

経口血糖降下薬やインスリン，GLP-1（glucagon-like peptide 1）受容体
作動薬は，他の薬剤との併用や特別な状況下ではどの薬剤においても低血糖
のリスクは少なからずある．とりわけコントロール不良な場合に使用される
インスリンやSU薬はより低血糖を起こしやすいため，他剤と併用するなど
してできるだけ低用量で使用し，特に腎機能が低下している場合にはさらに
減量するか中止することを積極的に検討する．これらの薬剤を使用する際に

は，HbA1c を下げすぎないように注意する．

　具体的に経口血糖降下薬による低血糖は，HbA1c 7.0%以下または空腹時血糖 110mg/dL 以下で指数関数的にその頻度が上昇し，インスリン治療では HbA1c 高値でも無自覚低血糖や夜間低血糖がみられることが多いと言われている．

　また高齢者では罹病期間が長いため，2型糖尿病と診断されていてもインスリン分泌能が低下あるいは枯渇していることも少なくない．インスリン必要量が極めて低用量でも，中止すると著明な高血糖および糖尿病性ケトアシドーシスや高血糖高浸透圧症候群を含む急性合併症を引き起こしかねない．インスリンを減量していても低血糖を起こす場合は，強化療法から BOT（basal-oral therapy）へ変更したり，インスリングラルギン（ランタス）やインスリンデグルデク（トレシーバ）を使用している場合は，持効型溶解インスリンの中でも比較的作用時間の短いインスリンデテミル（レベミル）や中間型・混合型インスリンへ変更するなど，インスリン製剤の使い分けや投与タイミングの再検討が必要である．

## 1）SU 薬とグリニド薬

　SU 薬は腎排泄であるために遷延しやすく，前述したように高齢者ではできるだけ少量で慎重に使用する．重度腎機能障害（eGFR 30mL/min/1.73m$^2$ 未満）がある場合は，原則として SU 薬の使用を避ける．また，SU 薬はニューキノロン薬，クラリスロマイシン，ST（sulfamethoxazole-trimethoprim）合剤と併用すると重症低血糖を起こすことがあるので注意する．

　グリニド薬も作用時間は短いものの，SU 薬と同様に低血糖のリスクが高い薬剤であるため，自己管理している場合は繰り返し内服しないように認知機能の評価もあわせて行うことが望ましい．受診する度に残薬の確認を行うことも重要である．

## 2）メトホルミン

　ビグアナイド薬であるメトホルミン（メトグルコ）は，低血糖のリスクが低く体重増加をきたしにくい薬剤であるが，腎機能が低下している場合は乳酸アシドーシスのリスクが高くなるため，中等度以上の腎機能障害がある場合は禁忌とされている．特に筋肉量が低下している場合は，Scr から算出した eGFR では腎機能を過大評価することがあるため注意する．腎予備能が低下していることが多い高齢者では基本的には慎重投与となっており，特に

第4章　高齢者糖尿病の薬剤管理

**表1** 乳酸アシドーシスの症例に多く認められた特徴

1) 腎機能障害患者（透析患者を含む）
2) 脱水，シックデイ，過度のアルコール摂取など，患者への注意・指導が必要な状態
3) 心血管・肺機能障害，手術前後，肝機能障害などの患者
4) 高齢者

高齢者だけでなく，比較的若年者でも少量投与でも，上記の特徴を有する患者で，乳酸アシドーシスの発現が報告されていることに注意．
（ビグアナイド薬の適正使用に関する Recommendation から抜粋）

75 歳以上の後期高齢者では原則として新規導入は推奨されない（メトグルコ以外のビグアナイド薬は高齢者では禁忌）．

## 3）SGLT2 阻害薬

最近登場した SGLT2 阻害薬は低血糖のリスクは少ないものの，尿糖排泄亢進作用に伴う脱水や尿路・性器感染症，サルコペニアなどは高齢者では特に懸念すべき副作用である．高齢者では慢性心不全や浮腫に対し利尿薬を使用している場合が少なくないので，その場合は特に脱水に注意し，水分管理が十分できる患者にのみ使用を検討する．

（SGLT2 阻害薬の適正使用に関する Recommendation 参照）

## 4）その他

その他の経口血糖降下薬としてはαグルコシダーゼ阻害薬やチアゾリジン薬，DPP-4 阻害薬はいずれも低血糖のリスクが少ない．αグルコシダーゼ阻害薬の消化器症状（腹部手術歴のある場合は使用しない）や，チアゾリジン薬の心不全，女性では骨折のリスクなどに注意する．

## 5）GLP-1 受容体作動薬

インクレチン関連薬である GLP-1 受容体作動薬も低血糖を起こしにくい薬剤であり，最近では週1回投与のものもあり使用頻度が増えている．しかし，どの GLP-1 受容体作動薬においても，食欲不振や嘔吐などの消化器症状や体重減少に注意が必要である．

## 6）シックデイの注意点

糖尿病患者が発熱，下痢，嘔吐をきたし，または食欲不振のため食事ができないときをシックデイと呼ぶが，高齢者では免疫力が低下しており，高血糖も感染に対する抵抗力の低下を助長するため，よりシックデイに陥りやすい．高齢者ではシックデイの際に脱水になりやすく，糖尿病性ケトアシドーシスや高血糖高浸透圧症候群を起こした場合に重症化しやすい．シックデイ

時の水分補給方法や，食事摂取量が減少した際の薬物の調整，緊急時の連絡などについて，あらかじめ本人および家族，介護者などへ十分な説明が必要である．1型糖尿病患者やインスリン分泌能の低下あるいは枯渇した患者においては，中間型または持効型溶解インスリン注射を継続することを原則とする．それ以外の薬剤に関しては原料および中止が必要となるが，高齢者では十分な判断能力がない場合が多いので，早めに受診させることが望ましい．

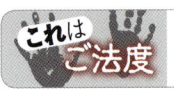 HbA1cだけをみて血糖コントロールはしない

### 【参考文献】

1) 日本糖尿病学会, 編. 糖尿病診療ガイドライン 2016. 東京: 南江堂; 2016.
2) 田村嘉章, 荒木　厚.【高齢者における糖尿病治療の進歩】高齢者糖尿病患者におけるビグアナイド薬（メトホルミン）の使い方. Geriatric Medicine. 2015; 53(5): 473-7.
3) 岡田裕子, 坂口一彦.【糖尿病治療薬 Update- 適正使用に向けて】経口血糖降下薬の特性と注意点, SGLT2 阻害薬の適する患者像. Medicina. 2016; 53(1): 54-6.
4) 甘利佳史, 大山恭夫, 万木孝富, 他. インスリン治療中に低血糖・高血糖を繰返したインスリン抗体陽性 2 型糖尿病に対し, GLP1 受容体作動薬（リラグルチド）が有効であった血液透析患者の 1 例. 大阪透析研究会会誌. 2015; 33(1): 47-50.

〈岡　怜奈　龍野一郎〉

| 第4章 | 高齢者糖尿病の薬剤管理 |

# 3 腎機能低下時の薬剤管理

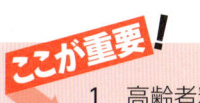

1 高齢者糖尿病症例の診療にあたっては，常に腎機能低下を念頭に置く必要がある．

2 薬剤管理においては，単独で「重症低血糖が危惧される薬剤」かどうかに着目し，低血糖のリスクを下げることを念頭に置いて，「高齢者糖尿病の血糖コントロール目標（HbA1c）」を参考にして治療を進める．

3 若いころから長期的に漫然と投与されている薬剤（特にスルホニル尿素薬とビグアナイド薬）は，加齢による腎機能低下を考慮して，常に見直しが必要．

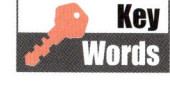 腎機能低下，推算糸球体濾過率（eGFR），低血糖

### 症例呈示

83歳女性

〔病歴〕30年前（1980年代）より糖尿病を指摘され，スルホニル尿素薬で治療を開始した．その後は外来通院を継続し，HbA1cは6％台と血糖コントロールは良好で推移していた．認知機能・ADLには大きな低下は認めていなかった．

80歳を過ぎたころから若干の食欲の低下を自覚し，摂食量がやや減少するようになった．糖尿病治療薬は，血糖コントロールが良好だったこともあり，ここ20年ほどグリベンクラミド（ダオニール）5mg/分2（朝・夕）を変更なく投与されていた．通常の定期外来通院時の検査は朝食後の採血であったが，たまたま施行した空腹時血糖値で70mg/dL台を認めた．また，最近は軽度の認知症様症状も認めたため，糖尿病専門医の外来を紹介受診となった．

JCOPY 498-12378

3. 腎機能低下時の薬剤管理　*127*

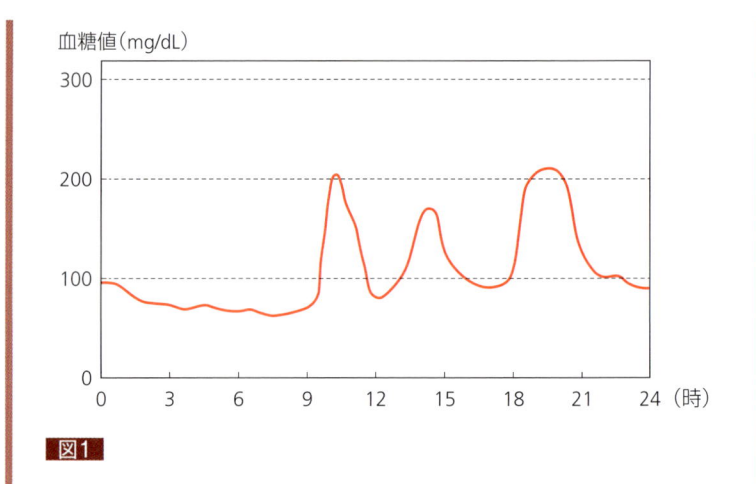

**図1**

外来で持続血糖モニタリング（CGM）を施行したところ，夜間〜早朝の低血糖，各食後の高血糖を認めた（図1）.

「高齢者糖尿病の血糖コントロール目標（HbA1c）」によると，本症例は75歳以上の後期高齢者であり，重症低血糖が危惧される薬剤であるスルホニル尿素薬を使用しているため，HbA1c 8.0%未満（下限7.0%）を血糖コントロール目標とした．また，血清クレアチニン値は0.91mg/dLと著明な上昇は認めないが，eGFRは44.7mL/min/1.73m$^2$（以下，単位同）と腎機能は低下（CKD stage 3b）していることも考慮して，スルホニル尿素薬を減量，低血糖の回避を優先した．今後，朝食後の高血糖が持続し，HbA1cの8.0%以上に上昇を認めた場合は，DPP-4阻害薬（特に腎機能低下時にも用量調節不要な薬剤）を追加して対応する予定である．この場合には，「インクレチン（GLP-1受容体作動薬とDPP-4阻害薬）の適正使用に関する委員会」によりグリベンクラミドは1.25mg/日以下とする.

## 1 高齢者糖尿病患者の腎機能とその評価

　一般に高齢化に伴い腎臓は形態学的な変化や機能的な低下を認める．糖尿病患者においても高齢化に伴い腎機能は低下する．このため，高齢者糖尿病症例の診療にあたっては，常に腎機能低下の有無を念頭に置く必要がある.

## 表1 GFR 推算式 （mL/min/1.73m²）

| 血清クレアチニン値に基づく GFR 推算式 （eGFRcreat） | 男性： $194 \times$ 血清クレアチニン値 （mg/dL） $^{-1.094} \times$ 年齢 （歳） $^{-0.287}$<br>女性： 同上式 $\times 0.739$ |
|---|---|
| 血清シスタチンC 濃度に基づく GFR 推算式 （eGFRcys） | 男性： $104 \times$ 血清シスタチンC 濃度 （mg/L） $^{-1.019} \times 0.996^{年齢}$ ） $-8$<br>女性： $104 \times$ 血清シスタチンC 濃度 （mg/L） $^{-1.019} \times 0.996^{年齢}$ $\times 0.929$ ） $-8$ |

（日本腎臓学会, 編. CKD 診療ガイドライン 2012. 東京医学社）

　腎機能の評価は，旧来は血清クレアチニン値で行っていたが，現在は推算糸球体濾過率（estimated glomerular filtration rate：eGFR）を使用するべきである．後述する「メトホルミンの適正使用に関する Recommendation」内でも，ビグアナイド薬使用の際の腎機能評価において，従来は血清クレアチニン値が記載されていたが，2016 年のアップデート版より eGFR を用いるようになっている．さらに，eGFR の算出には血清クレアチニン値から算出される eGFRcreat が用いられることが多いが，筋肉量の少ない高齢者では血清クレアチニン値が低値となり，腎機能を過大評価する可能性がある．このため高齢者では，血清シスタチン C 濃度から算出される eGFRcys を用いた方がよい場合がある（表1）．

　なお，高齢者においても腎機能低下は腎・心血管イベントのリスクであるので，腎機能が低下した高齢者糖尿病症例の診療にあたっては，薬剤管理だけでなく，腎・心血管イベントの高リスク群であることを忘れてはならない．

## 2 糖尿病治療薬を処方する際の注意

　高齢者一般の薬剤管理については，本章の「1. 高齢者，特に認知症における薬剤管理」の項を参照していただくとして，本項では腎機能低下時の注意点について述べる．

　その際の注目点は，①単独で低血糖（特に腎機能低下の場合，遷延性の低血糖）を起こしうる薬剤か，②低血糖以外の各薬剤特有の副作用が生じやすいか，の2点が重要である．特に，代謝・排泄経路が主に腎である薬剤は腎不全では禁忌となる．また，肝臓で代謝される薬剤でも代謝産物が血糖降下作用を有していて腎排泄であれば，やはり腎不全では禁忌となる．

　以下，糖尿病治療薬ごとに述べる．低血糖については単独で使用した場合

の危険度である.

## 1) 単独でも低血糖を起こす薬剤

低血糖のリスク因子として種々の要因が報告されているが, 高齢・腎機能低下・薬剤はその中に含まれている.「高齢者糖尿病の血糖コントロール目標 (HbA1c)」の中で,(腎機能低下に限らずとも)「重症低血糖が危惧される薬剤」として, 以下の3つの薬剤が記載されていることより, 腎機能が低下した高齢者糖尿病症例では処方に際して, 細心の注意が必要となる.

### ①スルホニル尿素薬

スルホニル尿素薬の多くは, 肝臓で代謝され, 代謝産物は血糖降下作用を有しており, 腎不全では禁忌である. 現在では, 腎不全までは至っていなくても腎機能が低下した高齢者糖尿病症例にスルホニル尿素薬を新規に処方するケースも, ほとんどないと思われるが, 本稿の「症例呈示」に示したように, 長期にわたってスルホニル尿素薬を投与されている症例が存在する. 本邦の経口血糖降下薬は1993年に$\alpha$-グルコシダーゼ阻害薬が上市されるまで, スルホニル尿素薬とビグアナイド薬のみであった. しかもビグアナイド薬 (特にブフォルミン) は乳酸アシドーシスの危険が強調されていたため, 1995年にメトホルミン (メトグルコ, グリコラン, メデット) が再評価されるまでは, ビグアナイド薬の本邦での使用数は極めて少数であった. このため, 1980年代以前の本邦の経口血糖降下薬は, ほぼスルホニル尿素薬しか使用されていなかったというのが現状であった. この頃に糖尿病の治療を開始した症例で, 当時は50歳代で腎機能低下がなくスルホニル尿素薬による低血糖のリスクがなかった症例でも, 現在は80歳代となり加齢による腎機能低下が進行している症例は多いと思われる. 漫然と数十年間にわたりスルホニル尿素薬を投与され続け, 高齢者となり腎機能が低下してきた症例においては, 積極的にスルホニル尿素薬の減量・中止, 低血糖のリスクの少ない他剤への変更の方向で臨む必要がある.

### ②速効型インスリン分泌促進薬 (グリニド薬)

ナテグリニド (ファスティック, スターシス) は代謝産物も血糖低下作用を持ち, 低血糖発作を生じるため, 腎機能低下症例では慎重投与, 高度腎不全・透析患者では禁忌である. ミチグリニド (グルファスト) は, おもに肝代謝・腎排泄, また, レパグリニド (シュアポスト) は肝代謝・ほとんどが糞中排泄で, ともに代謝産物に血糖低下作用がなく, 腎機能障害患者〜透析

患者でも慎重投与は可である（用量調節などの考慮は必要）.

### ③インスリン

高齢者でも経口血糖降下薬で血糖コントロールが不十分な場合や，多量の経口血糖降下薬を使用しなければならない場合などには，インスリンが推奨される．インスリンの使用に際して腎機能の制限はなく，低血糖以外の各薬剤特有の副作用は他の薬剤に比し問題は少ないが，一般にインスリン治療における低血糖のリスクは高いので注意が必要である．また，腎機能低下が進行するとインスリンのクリアランスが遷延するため血糖値が下がりやすくなるためインスリン量を漸減することが多いが，尿毒症によるインスリン抵抗性を認めることもあるので注意．

## 2) 単独では低血糖を起こしにくい薬剤

このグループの薬剤は単独投与では低血糖を起こす危険は低いが，腎機能低下による薬剤の蓄積による低血糖以外の副作用が問題となる．その中で特に重症なものが，ビグアナイド薬による乳酸アシドーシスである．

### ①ビグアナイド薬

ビグアナイド薬は腎排泄であるため，スルホニル尿素薬と同様に腎不全では禁忌である．日本糖尿病学会の「メトホルミンの適正使用に関する Recommendation」によると，乳酸アシドーシスの症例に多く認められた特徴に，腎機能障害患者（透析患者を含む）と高齢者は含まれている．ビグアナイド薬もスルホニル尿素薬ほどではないが，それ以外の経口血糖降下薬と比較して歴史の古い薬剤のため，長期間にわたって投与されている症例が存在するので注意．ただし，海外の高齢者糖尿病のガイドラインでは，メトホルミンは薬物治療の第一選択薬であり，eGFR による腎機能評価で「メトホルミンの適正使用に関する Recommendation」に記載のある，「eGFR 30〜45 で慎重投与，eGFR 30 未満で中止」を順守すれば，高齢者でもメトホルミンの使用に際し，消極的になる必要はない（ちなみに eGFR 30 は，80 歳の女性では血清クレアチニン値で約 1.3mg/dL である）．

### ②チアゾリジン誘導体

単独では低血糖を起こすリスクは低く，高齢者でも比較的使用しやすい薬剤である．

ただし，本薬は腎臓での Na 再吸収を促進するため，循環血漿量が増加して浮腫・心不全が起きることがあるため，腎不全・心不全のある患者では禁

忌である.

### ③α-グルコシダーゼ阻害薬

単独では低血糖を起こすリスクは低く，高齢者でも比較的使用しやすい薬剤である．ただし，重度の腎障害では血中の薬物濃度が上昇するため慎重投与となっている．

### ④ DPP-4 阻害薬

比較的使用しやすい薬剤である．特にリナグリプチン（トラゼンタ），テネリグリプチン（テネリア）は腎機能に依らず，用量調節が不要である．最近，上市された1週間製剤では，トレラグリプチン（ザファテック）は中等度腎機能障害で用量調節が必要，高度の腎機能障害患者または透析中の末期腎不全患者では禁忌である．オマリグリプチン（マリゼブ）は重度腎機能障害・血液透析または腹膜透析を要する末期腎不全患者で用量調節が必要である．

また，単独で低血糖を起こしうる薬剤と併用する場合は，「インクレチン（GLP-1受容体作動薬とDPP-4阻害薬）の適正使用に関する委員会」より，重篤な低血糖を起こすケースとして高齢者・腎機能低下時の記述がある．高齢者（65歳以上），軽度腎機能低下者（血清クレアチニン値1.0mg/dL以上），あるいは両者が併存する場合，併用するスルホニル尿素薬の量を規定量まで減量する（表2）．この発表（2011年9月）の後に上市された薬剤に

**表2** シタグリプチン・ビルダグリプチン・アログリプチン追加の際のスルホニル尿素薬の減量

| グリメピリド（アマリール） | 2mg/日を超えて使用している患者は2mg/日以下に減じる. |
|---|---|
| グリベンクラミド（オイグルコン，ダオニール） | 1.25mg/日を超えて使用している患者は1.25mg/日以下に減じる. |
| グリクラジド（グリミクロン） | 40mg/日を超えて使用している患者は40mg/日以下に減じる. |

シタグリプチン・ビルダグリプチン・アログリプチン併用後，血糖コントロールが不十分な場合は，必要に応じてスルホニル尿素薬を増量し，低血糖の発現がみられればスルホニル尿素薬をさらに減量する.
もともとスルホニル尿素薬が上記の量以下で治療されていて，血糖コントロールが不十分な場合はそのまま投与のうえシタグリプチン・ビルダグリプチン・アログリプチンを併用し，血糖の改善がみられれば，必要に応じてスルホニル尿素薬を減量する.
（日本糖尿病学会の「インクレチン（GLP-1受容体作動薬とDPP-4阻害薬）の適正使用に関する委員会」より）

*132* 第4章 高齢者糖尿病の薬剤管理

**表3** 腎機能低下時の糖尿病薬の注意事項（筆者作成）

| 分類 | 一般名 | 商品名 |
| --- | --- | --- |
| DPP-4 阻害薬 | ビルダグリプチン | エクア |
| | アログリプチン | ネシーナ |
| | リナグリプチン | トラゼンタ |
| | テネリグリプチン | テネリア |
| | アナグリプチン | スイニー |
| | サキサグリプチン | オングリザ |
| | シタグリプチン | ジャヌビア グラクティブ |
| | トレラグリプチン | ザファテック |
| | オマリグリプチン | マリゼブ |
| GLP-1 アナログ | エキセナチド | バイエッタ |
| | | ビデュリオン |
| | リキシセナチド | リキスミア |
| | リラグルチド | ビクトーザ |
| | デュラグルチド | トルリシティ |
| スルホニル尿素薬 | グリメピリド | アマリール |
| | グリベンクラミド | オイグルコン |
| ビグアナイド | メトホルミン | メトグルコ |
| グリニド | ナテグリニド | ファスティック |
| | レパグリニド | シュアポスト |
| | ミチグリニド | グルファスト |
| チアゾリジン | ピオグリタゾン | アクトス |
| α-グリコシダーゼ阻害薬 | ボグリボース | ベイスン |
| | ミグリトール | セイブル |
| | アカルボース | グルコバイ |
| SGLT2 阻害薬 | イプラグリフロジン | スーグラ |
| | トホグリフロジン | デベルザ アブルウェイ |
| | ダパグリフロジン | フォシーガ |
| | ルセオグリフロジン | ルセフィ |
| | カナグリフロジン | カナグル |
| | エンパグリフロジン | ジャディアンス |

注：本表は 2016 年 12 月時点の添付書，インタビューフォームなどをもとに作成した．実際の処

## 3. 腎機能低下時の薬剤管理　133

| 注意事項 |
| --- |
| ・中等度以上の腎機能障害，末期腎不全：慎重投与<br>・腎機能低下時用量調節あり |
| ・中等度以上の腎機能障害，末期腎不全：慎重投与<br>・腎機能低下時用量調節あり |
| ・透析患者でも常用量 |
| ・40mgの腎機能障害者に対する臨床試験での使用経験は限られているので使用の可否は慎重に判断<br>・透析患者でも常用量 |
| ・重度腎機能障害：慎重投与<br>・腎機能低下時用量調節あり |
| ・中等度腎機能障害：慎重投与<br>・腎機能低下時用量調節あり |
| ・中等度，重度腎機能障害：慎重投与<br>・腎機能低下時用量調節あり |
| ・中等度腎機能障害：用量調節，高度の腎機能障害患者または透析中の末期腎不全患者：禁忌<br>・重度腎機能障害・透析患者：用量調節 |
| ・重度腎機能障害：禁忌<br>・軽〜中等度腎機能障害：慎重投与 |
| ・重度腎機能障害（Ccr＜30mL/分）：慎重投与 |
| ・透析患者でも常用量 |
| ・透析患者でも常用量 |
| ・重篤な腎機能障害：禁忌<br>・腎機能障害：慎重投与<br>・腎機能障害患者への投与は遷延性低血糖の危険大 |
| ・中等度以上の腎機能障害：禁忌<br>・軽度の腎機能障害：慎重投与<br>・腎機能障害患者への投与は乳酸アシドーシスの危険が大 |
| ・重篤な腎機能障害：禁忌<br>・腎機能障害がある患者：慎重投与 |
| ・腎機能障害がある患者：慎重投与 |
| ・腎機能障害がある患者：慎重投与 |
| ・重篤な腎障害がある患者：禁忌<br>・腎機能障害がある患者：慎重投与<br>・溢水の悪化に注意 |
| ・重篤な腎障害：慎重投与 |
| ・重篤な腎障害：慎重投与 |
| ・重篤な腎障害：慎重投与 |
| |
| ・重度腎機能障害：使用しない<br>・中等度腎機能障害：効果が十分に得られない可能性があるので，投与の必要性を慎重に判断<br>・本剤投与中に血清クレアチニン上昇またはeGFR低下をみることがある．腎機能を定期的に測定すること．<br>　特に腎機能障害患者に使用する場合は十分な観察を． |

方時は，用量調節など各製薬会社の添付文書など最新の情報を得ることが望ましい．

JCOPY　498-12378

ついては具体的な記載はないが，これに準じた対応が現実的である．

また，スルホニル尿素薬とビグアナイド薬のみの時代にはインスリンしか使用できる薬剤がなかったためインスリンを導入され，現在まで治療を継続している腎不全症例の中には，DPP-4阻害薬に変更できる症例もあると思われる．

### ⑤ SGLT2 阻害薬

薬剤の作用機序から，中等度腎機能障害では効果が十分に得られない可能性があるため投与の必要性を慎重に判断し，高度腎機能障害では効果が期待できないため投与しない．

### ⑥ GLP-1 受容体作動薬

腎機能低下で禁忌の薬剤であるエキセナチド（バイエッタ）・リキシセナチド（リキスミア）以外は比較的使用しやすい（透析症例でも可）．ただし，日本糖尿病学会の「インクレチン（GLP-1受容体作動薬とDPP-4阻害薬）の適正使用に関する委員会」の記述によると，高齢者や軽度腎機能低下者に限ったことではないが，GLP-1受容体作動薬はDPP-4阻害薬に比し，より作用が強力なため慎重な観察が必要で，導入時には血糖自己測定が推奨されている．

以上に基づき，薬剤ごとの具体的な投与を表3にまとめた．なお，薬剤の代謝（経路や時間）やeGFRの段階毎の投与量の調整などについては，医療法人仁真会 白鷺病院のホームページにて登録制で公開されている「透析患者に対する投薬ガイドライン」が詳しいので参照されたい．

### まとめ

腎機能低下時の高齢者糖尿病の薬剤管理について，まとめると，以下のようになる．

- スルホニル尿素薬：積極的に使用する薬剤ではなく，可能なら減量〜中止，変更を．
- グリニド薬：使いやすい順に，レパグリニド・ミチグリニド＞＞ナテグリニド．
- ビグアナイド薬：減量，中止を．ただし，腎機能低下がなければ，高齢者でも使用に際し，消極的になる必要はない．

- チアゾリジン誘導体: 重篤な腎機能障害で禁忌.
- α-グルコシダーゼ阻害薬: 重篤な腎機能障害で慎重投与.
- DPP-4阻害薬: 透析症例でも用量調節が不要な薬剤もあり, 使用しやすい.
- SGLT2阻害薬: 腎機能低下時には効果が期待できない.
- GLP-1受容体作動薬: 透析症例でも使用可能な薬剤もあり.
- インスリン: 低血糖には最も注意が必要だが, 腎機能に制限はなく, 経口血糖降下薬で血糖コントロール不良の場合には, 治療の効果や低血糖以外の安全性を考慮すると, インスリンが推奨される.

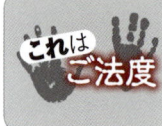 高齢者(に限ったことではないが)で, 腎機能の評価(これも腎機能に限ったことではなく, 肝機能なども重要)を行わずに, 糖尿病治療薬(これも糖尿病治療薬に限ったことではなく, 多くの薬剤に当てはまる)を投与してはならない.

### 【参考文献】

1) インクレチン(GLP-1受容体作動薬とDPP-4阻害薬)の適正使用に関する委員会. http://www.fa.kyorin.co.jp/jds/uploads/photos/797.pdf
2) メトホルミンの適正使用に関するRecommendation. http://www.fa.kyorin.co.jp/jds/uploads/recommendation_metformin.pdf
3) 血液透析患者の糖尿病治療ガイド2012. 透析会誌. 2013; 46(3): 311-57.
4) 絵本正憲, 森 克仁. 腎機能障害合併時の血糖管理. 糖尿病の最新治療. 2015; 6(4): 184-90.
5) 荒木 厚. 高齢者糖尿病の治療ガイドラインの考え方. Geriat Med. 2015; 53(5): 423-9.

〈関 直人〉

> **第 4 章** 高齢者糖尿病の薬剤管理

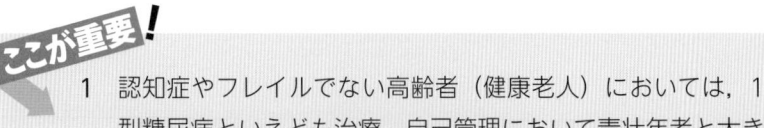

**4　高齢 1 型糖尿病の治療と薬剤管理**

1 認知症やフレイルでない高齢者（健康老人）においては，1型糖尿病といえども治療，自己管理において青壮年者と大きな違いはない.

2 老化による身体機能低下，基礎代謝の低下は考慮されるべきである.

3 毎年確実に歳はとるので，急な血糖コントロールの変動・増悪があったときは，通常の問題点以外に認知機能の低下，悪性腫瘍の発症，配偶者らの喪失など心の問題（うつなど）にも注意が必要である.

4 自己管理と糖尿病のコントロールを頑張って糖尿病合併症の併発を抑えてきた（頑張ってきた）高齢者 1 型糖尿病の最後の合併症が認知症・フレイルである.

5 糖尿病患者が認知症を合併しやすいことは間違いないが，2型糖尿病での検討ばかりで 1 型糖尿病でのエビデンスはほとんどない.

6 認知症のリスクを増大させる高血糖（コントロール不良）も低血糖も血糖の変動（グルコーススイング: glucose swing）も 2 型糖尿病より 1 型糖尿病の方がはるかに大きな問題である.

7 罹病期間の長期化，インスリン療法などに伴う内臓脂肪増加，活動量の低下などで 1 型といえどもインスリン抵抗性は発症時より増大している.

8 認知症を合併（自己管理不能）すると，インスリン療法が生命維持のために必須である 1 型糖尿病患者にとっては，2 型糖尿病のようなまあまあ（次善）の策がなく，家族の協力，社会的サポートがないと対応のしようがなく悲惨である.

4. 高齢1型糖尿病の治療と薬剤管理　*137*

> **9** aging のみならず高血圧症や脂質異常症などの合併も多く, 大血管症（脳梗塞, 心筋梗塞など）のリスク, 易感染性, 腎機能低下のリスクが潜在している.

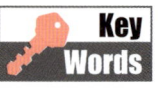 **Key Words** 高齢者1型糖尿病, 高血糖・低血糖, glucose swing, MDI, CSII 認知症, 老年症候群, フレイル, 注射アドヒアランス

　歳をとっても自分のことは自分でできる健康老人は, 1型糖尿病であろうとも青壮年の患者と糖尿病治療・管理は基本的には同じである（症例呈示1）.

　最初の東京オリンピックが開催された1960年代の1型糖尿病の予後は不良で10年で失明, 20年で尿毒症と言われた時期もあった. しかし, 生理的インスリン分泌の判明やインスリン製剤（ヒト, アナログインスリンなど）, 注射用具（デバイス）の進歩（ペン型注射器, インスリン持続注入ポンプなど）などもあいまって, SMBGで補完する強化インスリン療法が導入され現在に至っている.「ピッツバーグ糖尿病合併症疫学（EDC）研究（Orchard T. ADA. 2011）」では, 出生時平均余命は, 1950〜1964年診断群の53.4歳から1965〜1980年診断群では68.8歳と15年延長し, 一般集団の平均寿命

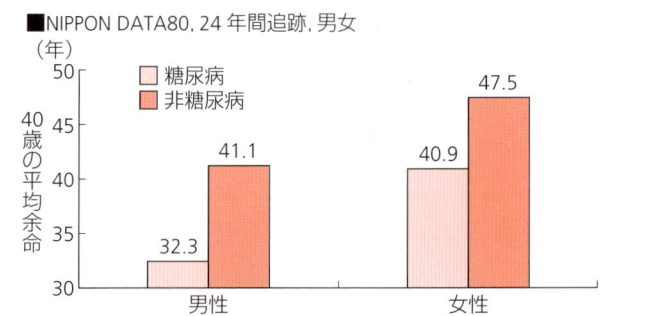

対象　循環器疾患基礎調査（1980年）に登録された30歳以上の男女10,546例（本研究の対象患者数は9,605例）
方法　1980年の循環器疾患基礎調査の長期追跡研究（コホート研究）データ（NIPPON DATA 80）を用いて, 日本人集団における平均寿命を糖尿病の有無別で推定した（追跡期間24年）

**図1** 糖尿病と平均余命との関連

（Turin TC, et al. Diabetes Res Clin Pract. 2012; 96 (2): e18-e22 より作図）

第4章　高齢者糖尿病の薬剤管理

**表1** 高齢者1型糖尿病の臨床的特徴

☆身体的，精神的，社会的に個人差が大きく多様性がある．
1. インスリンの自己分泌がほとんどないかわずかであり，生存のためにインスリン注射が必須である．（2型糖尿病との決定的な違い）
2. 口渇，多飲などの高血糖による自覚症状が出にくく，容易に脱水やケトーシスに陥りやすい．
3. 低血糖の自覚症状も非定型的で無自覚性低血糖や重篤な遷延性低血糖をきたすことが多い．
4. シックデイに陥りやすく，対応も後手後手となり急性代謝失調を起こしやすい．
5. 高血糖も低血糖も血糖の乱高下（glucose swing）も全て認知機能の低下やフレイルに繋がる可能性がある．
6. 様々な併発症を有している可能性がある．特に原因不明のコントロール悪化を認めた場合，認知症以外に悪性腫瘍の合併の可能性も高い．
7. 罹病期間が長くなると高血圧症や脂質異常症の合併もあいまって細小血管症は回避できても大血管症のリスクは大きい．また，メタボリックシンドローム，サルコペニア肥満なども合併し，インスリン抵抗性も惹起することもある．

（72.4歳）との差もわずか4年となっている．我が国においては1型糖尿病患者だけの統計はないが診断の進歩，治療の進歩による細小血管合併症回避，余命の延長〔一般人口（2014年簡易生命表より65歳で（男）19.29歳，（女）24.18歳）より短いが〕（図1）などもあいまって，65歳以上あるいは後期高齢者（75歳以上）の1型糖尿病も増加している．表1のごとく高齢者であろうとも自己インスリン分泌が枯渇した1型糖尿病においては，MDI（multiple daily injection）あるいはCSII（continuous subcutaneous insulin infusion）をSMBGでフィードバックし調整する強化インスリン療法が基本であり治療法の選択はこれしかない．家族の援助（グルカゴン注射も含む）も必要だが，自己管理ができる限り，年齢にかかわらず継続できる（ただできなくなる日は必ず来る）．もちろん老年症候群，低血糖，高血糖，glucose swingの影響が極めて大きくなるので，患者の家庭環境・社会環境も考慮しながらのコントロール目標の再設定が必要になる．

### 症例提示1　健康老人（SAPを使いこなす）

73歳女性

〔病歴〕発症は50歳時，DKA昏睡にて発症・合併症：なし
MDIで加療（インスリン：ヒューマログ（5，4，4，0）ランタス（13，0，3，0）；HbA1c 7%台）していたがCSIIを希望され64歳からポンプセラピー導入，ミニメド508→712（722），そして現在はH27年5月からご本人の希望（リアルタイムCGMによるSG*が見

える安心感など）により，ミニメド620G（SAP: sensor augmented pump）に変更し使いこなされている．妹のいる米国や海外にもポンプをつけて，時差の調節も独自に工夫され出かけられている．SMBGに基づくインスリン調節をしていた頃に比べ格段に楽，またSAPになってからはほぼリアルタイムにSGがわかるのみならずトレンドが見えることによる安心感，自分の行為の結果がすぐわかり評価・判断できることで満足されコントロールも安定している．

＊SG: sensor glucose（皮下ブドウ糖濃度）

## 1 高齢者1型糖尿病の臨床像は多様（個別対応が重要！）（表1）

高齢といえども年齢で十把一絡げに論じることは不可能で，個々の身体・精神的状況，社会的状況，家族背景，経済的状況など細かに見極める必要がある．高齢者2型糖尿病と異なり，1型では治療の選択肢が今のところインスリン療法しかないので，その対応を多くの糖尿病治療チームのメンバー，社会的サポートのスタッフ，そして家族と相談していく必要がある．特に「ベネフィットの最大化」よりも「リスクの最小化」を優先し，余命も考慮しながら個々のコントロール目標の設定，ライフケア，在宅か施設かなどを決めていくことになる．

## 2 高齢者1型糖尿病の管理とコントロールの目標

コントロール目標も本邦（p.11の図を参照）も含めて各国で様々論じられている（青壮年よりも緩やかに，低血糖を起こさせないなど）（図2）．し

### 表2 1型糖尿病の血糖コントロール目標（ADA2014）

| | |
|---|---|
| 低血糖を起こさずに血糖コントロールを良好に維持 治療目標は患者の状況に基づき個別に設定する | |
| ・小児・若年（18歳未満） | 7.5％未満 |
| ・成人 | 7.0％未満 |
| ・高齢者 | |
| 　健康な場合＊ | 7.5％未満 |
| 　治療効果が困難な場合（中程度） | 8.0％未満 |
| 　治療効果が非常に困難な場合 | 8.5％未満 |

＊併存症がなく長寿命が期待される場合

(Chiang JL, et al. Diabetes Care. 2014; 37: 2034-54) [3]

第4章　高齢者糖尿病の薬剤管理

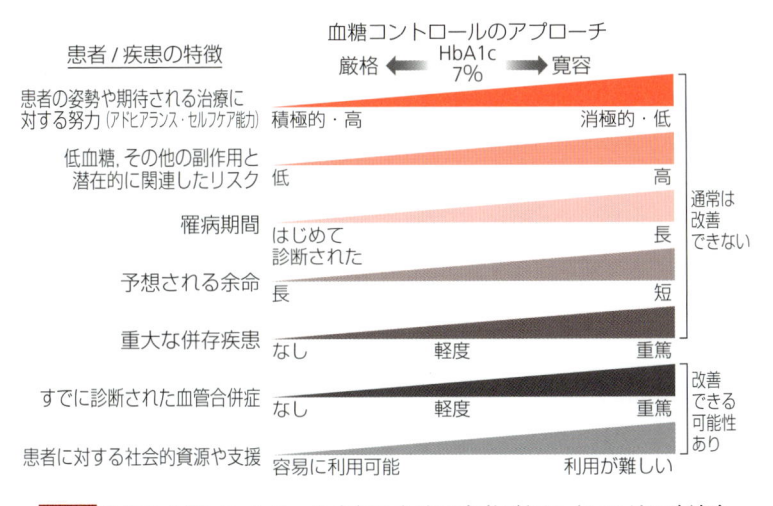

**図2** 良好な血糖コントロールを得るために患者ごとにインスリン療法を選択する必要がある

(Inzucchi SE, et al. Diabetes Care. 2015; 38: 140-9[4]) より改変)

かし高齢者1型糖尿病のエビデンスはほとんどなく高齢者2型糖尿病のエビデンスをそのまま当てはめるわけにはいかないが，共通項もあり参考にはなる（表2）．ただし1型糖尿病と2型糖尿病はある部分での共通性はあるが，ある意味全く異なる病気・病態である．また低血糖に対する脆弱性は生活機能障害を持つほど大きくなり注意が必要である（老年症候群）（表1，図4）．

## 3　高齢者1型糖尿病と認知症

我が国は急速に高齢化が進行し，2014年には65歳以上の高齢者が全人口の24%を超え，世界に先駆けて"超高齢社会"に突入している．さらに高齢者夫婦のみ，あるいは独居の高齢者の増加という問題も生んでいる．糖尿病の治療においては自己管理（食事，運動，服薬コンプライアンス，注射アドヒアランスなど）が重要なポイントとなるが，身体面，精神面，経済面を支えるキーパーソン不在の高齢者世帯の増加は，自己管理を継続する上で大きな妨げとなっている．自己インスリン分泌が枯渇している高齢者1型糖尿病患者においてはコントロールどころか，生命維持のためにインスリンが必須であり自己注射ができなくなるとさらに厄介である．糖尿病のよりよ

### 4. 高齢 1 型糖尿病の治療と薬剤管理

①インスリン分泌低下と高インスリン血症が認知症の危険因子
（Pella R, et al. Neurology. 2004; 63: 228 より作図）

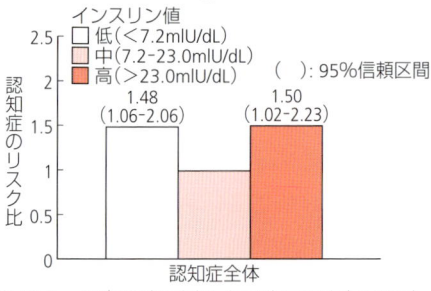

ホノルル・アジア研究に参加した日系アメリカ人 2,568 名を 5.1 年間追跡調査した.

②HbA1c と認知症の頻度
（Gao L, et al. BMC Public Health. 2008; 8: 54）

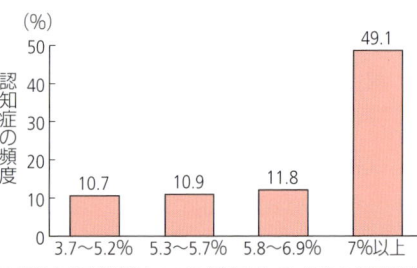

69 歳以上の高齢（男女 1,189 例）に対して, 平均 5 年間追跡調査を行い, HbA1c（NGSP）4 分位毎と認知症の発症頻度を検討した.

③重症低血糖の既往と認知症発症リスク
（Whitmer RA, et al. JAMA. 2009; 301（15）: 1565）

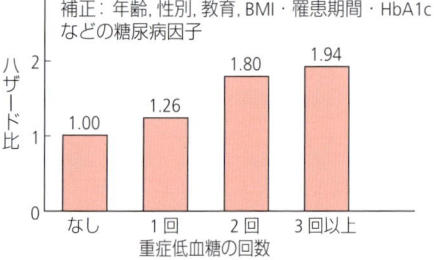

平均年齢 65 歳 2 型糖尿病患者（16,667 例）に対して重症低血糖の既往の有無と頻度により平均 3.8 年間の認知症発症リスクを検討した.

④糖尿病と認知機能の関係
（Rizzo MR, et al. Diabetes Care. 2010; 33: 2169）

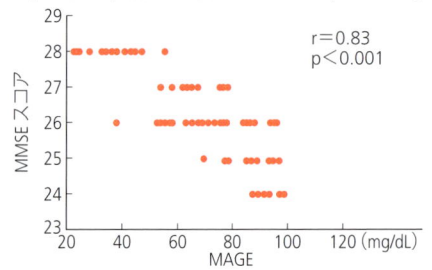

高齢者 2 型糖尿病患者 121 名を対象に MAGE と MMSE の関係を検討した. MAGE は血糖連続モニタリング（CGM）により算出された.

MAGE（Mean Amplitude of Glycemic Excursion）: 血糖変動幅の指標.
MMSE（Mini-Mental State Examination）: 短時間で遂行可能な認知機能検査. 30 点満点.

**図3** 認知症と糖代謝の関連

い治療と管理のためには, 高齢者の特性を踏まえた糖尿病治療を実践するとともに, 合併する認知機能障害の早期発見と早期治療に努めることも大切である.

　青壮年期に発症し何十年も視力障害もなく, 透析にもならず, 寝たきりにもならず頑張ってきた 1 型糖尿病患者が高齢となり, 何の前触れもなくコントロールが悪化, 悪性腫瘍もなく, lipohypertrophy もなく, 認知症が原因でのインスリンの打ち忘れであることがわかる. 頑張って合併症も出さずに生きてきた最後の姿が, 「是がまあ終の栖か雪五尺（一茶）」ならぬ「是がまあ終の姿か認知症」の患者が目についてきている.

142 第4章　高齢者糖尿病の薬剤管理

　高齢者糖尿病では脳血管性認知症（VD）やアルツハイマー病（AD）の合併が種々の理由で多いことが報告されている．図3のように認知症増加の原因としてコントロール不良（慢性高血糖），低血糖（無自覚性低血糖，遷延性低血糖），glucose swing，インスリン抵抗性・高インスリン血症があげられている．ただ「糖尿病と認知症」に関する多くの報告は2型糖尿病においてであり1型糖尿病については参考にはなるがエビデンスはない．しかし糖代謝異常と認知症の関連要因は，1型糖尿病患者においてはより著明で，特に口渇，多飲などの高血糖による自覚症状が出にくく，容易に脱水やケトーシスに陥りやすく，低血糖の自覚症状も非定型的で無自覚性低血糖などをきたすことが多い．シックデイに陥りやすく，対応も後手後手となり急性代謝失調を起こしやすく，それがきっかけでレベルダウンしやすい．そして高血糖も低血糖も血糖の乱高下（glucose swing）も全て認知機能の低下やフレイルに繋がる可能性がある．また罹病期間が長くなると高血圧症や脂質異常症の合併もあいまって細小血管症は回避できても大血管症のリスクは大きくなる．また，メタボリックシンドローム，サルコペニア肥満なども合併しインスリン抵抗性も惹起することもある（表1）．

　その一方で認知症は，高齢者糖尿病の身体機能も低下させ（フレイル），在宅での糖尿病管理をさらに困難にするといった負のスパイラルを生じさせ

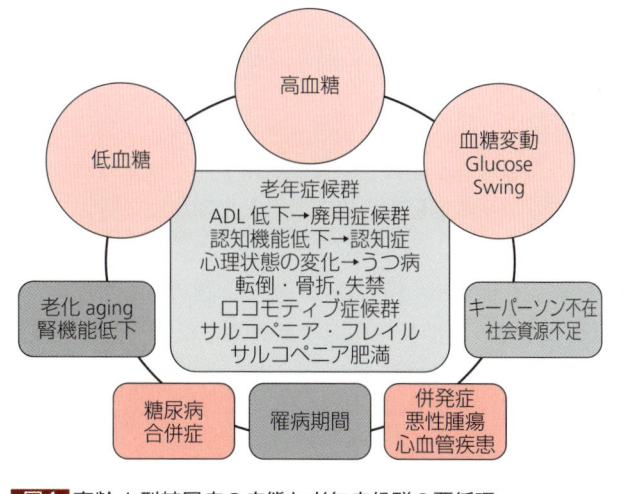

**図4** 高齢1型糖尿病の病態と老年症候群の悪循環

JCOPY 498-12378

る．高齢者 1 型糖尿病のよりよい治療管理のために，糖尿病合併症としての認知症をいかにコントロール・対応すべきかが重要になる（図 4）．

---

**症例提示 2**　**劇症 1 型糖尿病が，認知症発症によりコントロール不良となった 1 例**

78 歳男性

〔**病歴**〕劇症 1 型糖尿病（51 歳時 DKA 昏睡で発症），合併症：なし
MDI で加療〔ノボラピッド（12，9，10，0），ランタス（4，0，0，10)〕＋SMBG でインスリンを調節しコントロールは良好

〔**経過**〕コントロール良好（HbA1c＜7.4%，1,5AG＞10.0μg/mL）も 2 年ほど前から誘因不明でコントロール悪化（HbA1c＞8.4%，1,5AG＜4.0μg/mL）．本人に確認するも原因不明．SMBG はきちんと施行も FBG＞200mg/dL が目立つようにになっていた．サイト・ローテーションも確認し注射針も 5mm から 8mm に変更も改善せず．その後半年ほどして，奥さんが同行．この時初めて，患者の物忘れ，インスリン特に眠前のランタスを忘れることが多いことが判明．精神科受診し，アルツハイマー型認知症と診断．アリセプトなど処方．

〔**その後の経過**〕奥さんの協力で毎食前のインスリン注射の確認と就寝前の確認もしていただき，現在はランタスをトレシーバの夕食前 1 回注射に変更し，何とか HbA1c＜8.4%，1,5AG＞5.0μg/mL は達成．SMBG も施行可能で fair control

---

**症例提示 3**　**コントロール良好な 1 型糖尿病が，MCI による基礎インスリンの打ち忘れが判明・CGM でも確認できた 1 例**

81 歳男性

〔**病歴**〕71 歳時 DKA 昏睡で発症．合併症：なし
その後 MDI で加療（最近はヒューマログ（16，10，16，0），トレシーバ（0，0，0，17）で HbA1c 7.4% 程度と良好

〔**経過**〕最近コントロール不良（FBG＞200mg/dL，食後＞300mg/dL）のため CGM 装着（図 5 ①）．息子さんと来院され Poor な日のうち 2

第4章　高齢者糖尿病の薬剤管理

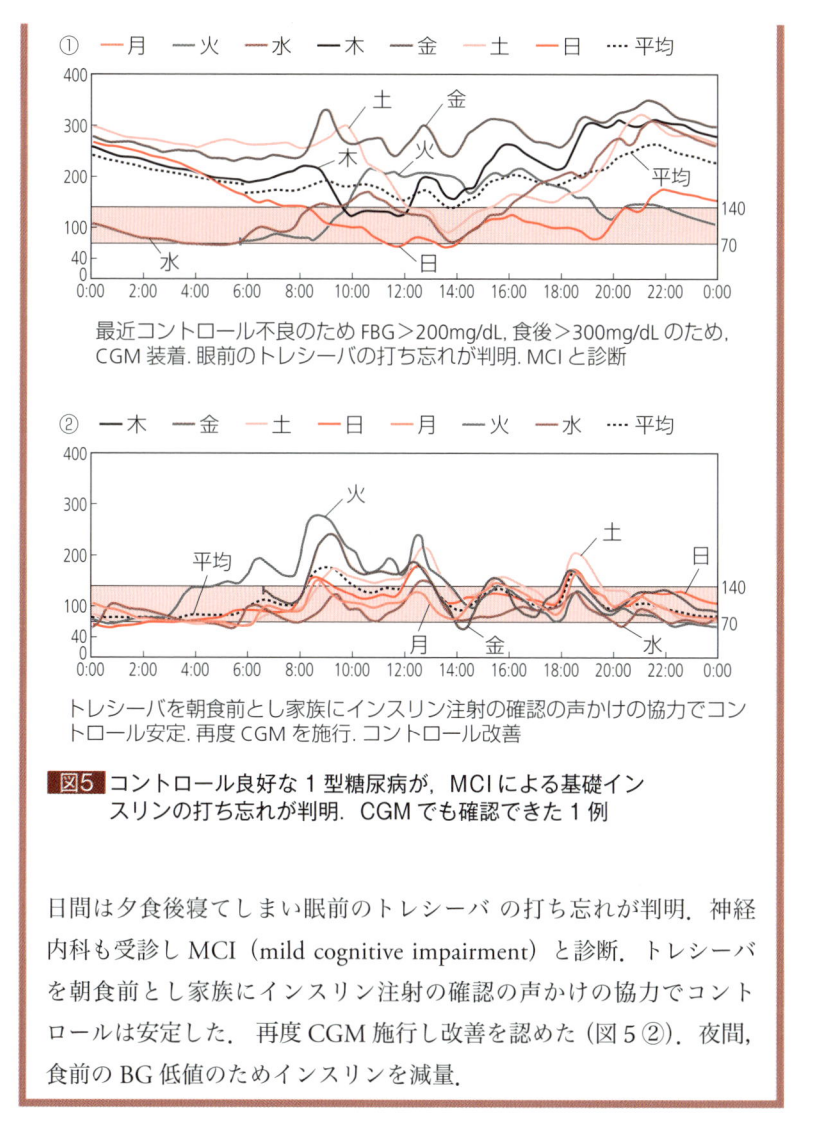

最近コントロール不良のため FBG＞200mg/dL, 食後＞300mg/dL のため，
CGM 装着. 眼前のトレシーバの打ち忘れが判明. MCI と診断

トレシーバを朝食前とし家族にインスリン注射の確認の声かけの協力でコントロール安定. 再度 CGM を施行. コントロール改善

**図5** コントロール良好な1型糖尿病が，MCI による基礎インスリンの打ち忘れが判明. CGM でも確認できた1例

　日間は夕食後寝てしまい眠前のトレシーバ の打ち忘れが判明. 神経内科も受診し MCI（mild cognitive impairment）と診断. トレシーバを朝食前とし家族にインスリン注射の確認の声かけの協力でコントロールは安定した. 再度 CGM 施行し改善を認めた（図5②）. 夜間, 食前の BG 低値のためインスリンを減量.

　MCI や認知症を合併してもキーパーソン（家族など）の存在があれば何とかなるが, 独居あるいはインスリン注射が生命維持のため必須のため家族がいても厳しい場合が多い. 2型糖尿病であれば認知症を発症しても, BOT や持効型インスリンと GLP-1 受容体作動薬の1日1回注射あるいは weekly の GLP-1 受容体作動薬〔デュラグルチド（トルリシティ）など〕の家族あ

4. 高齢 1 型糖尿病の治療と薬剤管理　　145

**表3** 認知症を合併した高齢者 1 型糖尿病の行く末

☆キーパーソン（＋）・家族のサポート（＋）：食事・補食・間食管理も

1) 自己注射可能：打ち忘れのないように声かけ，確認
　　　　　　　　　ただし，持効型の注射時間は家族の負担も考えて就寝前ではなく，朝食前か夕食前に．
　　　　　　　　　血糖自己測定（SMBG）も確認・履行

2) 自己注射不可能：家族が施行（家族の犠牲の上に成り立つ）
　　　　　　　　　　ただし，持効型の注射時間は家族の負担も考えて就寝前ではなく，朝食前か夕食前に．
　　　　　　　　　　血糖自己測定（SMBG）は可能な限り施行・無理しない．

★キーパーソン（−）・家族のサポート（−）：一人では生存できない！
老健施設あるいは長期療養型病床へ（在宅管理無理）

1) 自己注射可能（指示されれば）：受け入れ可能

2) 自己注射不可能：
・老健施設：MDI での受け入れは拒否，夜間は看護師いないため事実上不可能
・長期療養型病床：MDI での受け入れは通常無理，糖尿病に精通した医師がいる施設では例外的に可能な場合も．Premix analog の 2 ～ 3 回打ちに変更．夜間低血糖とケトーシスにならない程度のコントロールで妥協

るいは訪問看護師による週 1 回注射などでまあまあのコントロールは可能である．しかし 1 型ではあり得ない．

　同居はしてなくても家族の協力があれば 2 型糖尿病なら何とかなるし，長期療養型病床のある病院，特養などでもインスリン注射回数が少ない，インスリンが 1 種類，看護師がいる日勤帯のみでの注射なら受け入れてくれる．しかし，MDI でしかコントロールができない高齢者 1 型糖尿病は家族が何とかできなければ，特別な場合を除いてまず受け入れ先はなく（表3），認知症を合併した場合現時点では予後は不良となる．

## 4　高齢者 1 型糖尿病の治療法の選択とコントロール（表1）

　高齢者 1 型糖尿病において 2 型糖尿病との決定的違いは，生理的なインスリンの補充がなければ生存できないということである．インスリン分泌の枯渇した高齢者 1 型糖尿病においては，生理的なインスリン分泌を再現するために，① MDI，②通常の CSII，③リアルタイム CGM 付き CSII（SAP）〔low glucose suspend（低血糖時の自動インスリン注入停止機能）付きのポンプは本邦では未発売〕，および④膵臓あるいは膵島移植しかない．そのうち④については本邦においてはドナー不足もあるが一般的ではなく，まして

や高齢者においては適応外である．③がうまくできれば（症例呈示1）低血糖も高血糖も防げ極めて合理的ではあるが，高齢者においては青壮年期から慣れ親しんでいる場合を除き新規導入は，日常管理も考えると通常は困難である．

現実的な治療法は MDI のみであるが，混和がしっかりできれば mid-mix あるいは high-mix の Premix analog インスリンの3回注射の選択もある．特に，インスリンデグルデク（トレシーバ）とインスリンアスパルト（ノボラピッド）の合剤である透明で混和が不要なライゾデグが有用である．

## MDI でいくしかない！
### 持効型インスリンの選択

2型糖尿病の知見ではあるが，低血糖が認知症や不整脈・心血管死などと関連することがわかっており，低血糖特に夜間低血糖を防止することが重要である．図6のごとく高齢者では基礎インスリンの必要量が若年，青壮年者に比べて少ない．特に夜間のインスリン必要量は著明に少なく基礎インスリンの補充に当たっては，低血糖，特に夜間低血糖を回避するために持効型インスリンの選択や注射時間も重要である．基礎インスリンに中間型インスリン（NPH製剤）しか使えなかった時代には，しっかり混和した上での分割注射が必須であったが2003年のインスリングラルギン（ランタス）の登

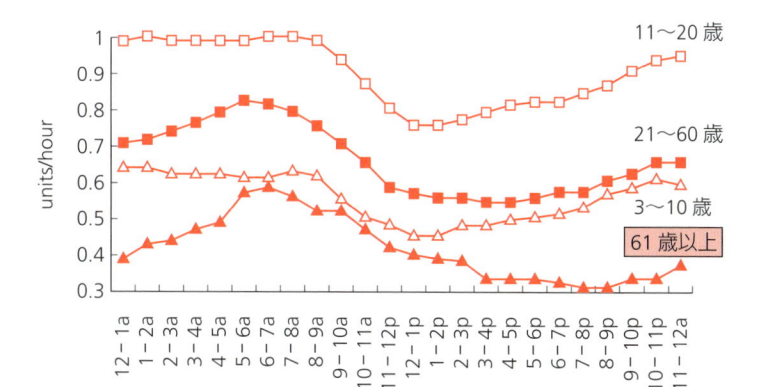

**図6 各年齢層での CSII での基礎インスリン必要量**
高齢者では基礎インスリンの必要量が若年，青壮年者に比べて少ない．特に夜間のインスリン必要量は著明に少なく基礎インスリンの補充に当たっては，低血糖，特に夜間低血糖を回避するために持効型インスリンの選択や注射時間も重要である．

4. 高齢1型糖尿病の治療と薬剤管理　147

場は画期的であり，混和せずに眠前の1回注射で夜間の低血糖は激減した．しかし mild peak が5時間くらいにあり眠前注射より朝食前注射の方が夜間低血糖は減少を認めたが，早朝血糖のコントロールのためには，2回の分注も必要なケースも多かった．続いてインスリンデテミル（レベミル）も登場したが作用時間がやや短く臨床的には朝晩の2回注射が必要であった．2013年インスリンデグルデク（トレシーバ）が発売され，ピークのないフラットなインスリン作用が24時間以上持続するため低血糖をきたしにくい持効型インスリンとして期待されている．臨床試験においてもグラルギンに比べて低血糖，特に夜間の低血糖の頻度が低いことが報告されている．

　トレシーバも8時間くらいにゆったりとした勾配があるので高齢者1型糖尿病，特に認知症を合併した患者においては空腹時血糖を150〜160mg/dL を目標にトレシーバを朝食前（眠前は打ち忘れも多いし家族の確認・施行回数も増える）に超速効型と一緒に注射あるいは家族にしてもらうのが最も推奨される．そして食後のピークが300mg/dL を超えないように食前の超速効型インスリン量を調節することになる．HbA1c＜8.5〜9.0％であればよしとする．もし HbA1c＜7.0％であれば絶対に夜間などに低血糖が生じているのでインスリン（特に持効型）の減量を考慮する．

　ライゾデクの登場でトレシーバとノボラピッドの配合割合の縛りはあるが，ライゾデクの使用で朝の注射が1回ですむことはメリットである．

・CGM の活用：認知症を合併するも家族の協力が得られている高齢者1型糖尿病においては，さらなる認知症の進行防止も含めて夜間低血糖防止・安全な血糖コントロールのためにも定期的な CGM の装着・解析は有用であると思われる（症例呈示3）．

## 5　高齢者1型糖尿病でその他に注意すべきこと（表1）

　高齢者1型糖尿病患者において注意すべき血糖コントロール悪化の要因は（表4）に示した通りであるが，認知症の合併以外に特に以下に注意する必要がある．

### 悪性腫瘍の合併・貧血について

　悪性腫瘍の合併による血糖コントロールの悪化は既知であり，糖尿病が悪性腫瘍のリスクを上昇させることは2型糖尿病のエビデンスであるが加齢に伴うリスク増加も加えると高齢者1型糖尿病においても注意が必要であ

148　第4章　高齢者糖尿病の薬剤管理

**表4** 高齢者1型糖尿病患者における血糖コントロール悪化の要因

1) 食事などの変化
　（飴玉，栄養ドリンク・サプリメント，単純糖質，果物（果糖）など）
2) 冠婚葬祭などの行事（町内の行事，法事など）
3) 民間療法
4) ライフスタイルの変化
　（失業，定年，離婚，死別など）
5) ストレス（人間関係・ご近所関係の悪化など）
6) 糖尿病の診断の誤り（2型糖尿病ではなく緩徐進行1型糖尿病）
7) 薬物相互作用（6剤以上内服，他科・他院からの処方の影響）
8) 鬱（うつ）（失業，定年，離婚，死別などをきっかけに）
9) 認知症
　・間食，過食，食事摂取
　・インスリンの打ち忘れ
10)（慢性）感染症の併発（肺炎，肺結核など）
11) 悪性腫瘍の併発（特に膵癌）
12) インスリン注射部位（injection site）の諸問題

る．原因不明のコントロール悪化，あるいは貧血の進行などあれば悪性腫瘍の合併を疑い精査する．また悪性腫瘍の治療によるコントロールの悪化も考慮する．化学療法のレジメンの問題（溶媒が5％ブドウ糖液，ステロイドの併用など）ホルモン剤の使用（RH–LHアナログなど）などがある．

①易感染性

　定期の胸部X線検査で陳旧性病変がある患者がコントロール不良となり慢性咳嗽・微熱などがある場合肺結核も疑う．また日本人の死亡原因の3位となった肺炎の予防注射は高齢者1型糖尿病こそ必須である．

②貧血

　悪性腫瘍に伴うもの以外に，加齢に伴う，腎機能の低下による（腎性貧血）ものなどもあり，HbA1cの評価に当たっても重要である．保険診療の問題はあるが血算は必須である．

• 大血管症（寝たきり），認知症の予防のためにも，高血圧症，脂質異常症の管理も重要であり禁煙は必須である．

おわりに

　高齢者1型糖尿病であっても良好なコントロールで利益を得られる．しかし，高齢者の病態は個人差が大きく画一的な治療は困難かつ危険であり，生命予後の面から青壮年者とは違う対応が必要である．また低血糖の回数が

4. 高齢 1 型糖尿病の治療と薬剤管理 　149

増えるほど，認知症合併・増悪率が上昇する可能性もあり，高齢者糖尿病の
コントロール目標を参考に（p.11 参照）余命や現存する合併症にも考慮し
て設定することが大切である．認知症予防のためには青壮年期からの安全で
安定した糖尿病コントロールが必要であり，認知症を合併した場合予後は周
りのサポート次第である．

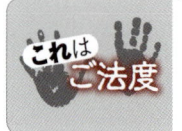 生存のためにはインスリンは必須．でも高血糖も低血糖もダ
メ！
認知症と悪性腫瘍を見逃すな！　認知症を合併したら厳格な
コントロールはムリ・ダメ！

【参考文献】

1) 日本糖尿病学会, 編. 糖尿病治療ガイド 2016-2017. 東京: 文光堂; 2016.
2) 日本糖尿病学会, 編. 糖尿病診療ガイドライン 2016. 東京: 南江堂; 2016.
3) Chiang JL, Kirkman MS, Laffel LM, et al. Type 1 diabetes through the life span: a position statement of the American Diabetes Association. Diabetes Care. 2014; 37(7): 2034-54.
4) Inzucchi SE, Bergenstal RM, Buse JB, et al. Management of hyperglycemia in type 2 diabetes, 2015: a patient-centered approach: update to a position statement of the American Diabetes Association and the European Association for the Study of Diabetes. Diabetes Care. 2015; 38(1): 140-9.
5) 横野浩一. 高齢者糖尿病の概念と臨床的特徴. 日本臨牀. 2013; 71 (11): 1893-8.

〈松尾　哲〉

第5章　様々な現場における問題点と対処のコツ

# 1 入院管理での問題点と対処のコツ

1. 高齢糖尿病患者は，認知症・うつ病・ADL の低下・転倒・骨折などの老年症候群を合併することが多い.
2. 入院早期に高齢者総合機能評価（CGA）を行い，入院中のみならず退院後の治療方針も決定する. 転倒・転落のリスクも評価し対策を行う必要がある.
3. 患者とその家族を中心に，糖尿病療養指導チーム（医師・病棟看護師・薬剤師・管理栄養士・理学療法士・臨床検査技師）と，退院支援チーム（退院調整看護師・臨床心理士・MSW），さらに介護サービスとの連携が重要である.
4. 糖尿病の治療は，低血糖の起きにくい，安全性の高い，簡便な方法の内服薬あるいは注射薬を選択する.
5. 糖尿病合併症（網膜症・腎症・神経障害，虚血性心疾患・脳血管障害・閉塞性動脈硬化症）を合併している患者が多いので，個々の患者にあった治療を行う必要がある.

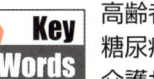 **Key Words** 高齢者総合機能評価（CGA），認知症，転倒，低血糖，糖尿病合併症，糖尿病療養指導チーム，退院支援チーム，介護サービス

　糖尿病患者の高齢化により，認知症による食事の乱れ，活動量の低下，服薬・インスリン注射ができなくなり血糖コントロールが悪化して入院する患者が増加している. また長期の罹病期間がある患者では，様々な糖尿病性合併症を有することも多い. このため高齢糖尿病患者では，通常の糖尿病治療と平行して，高齢者総合機能評価（①基本的 ADL　②手段的 ADL　③認知機能　④気分・情緒・幸福度　⑤コミュニケーション能力　⑥社会的環境）を行い，個々の患者ごとの糖尿病治療と退院支援を行う必要がある. 独居あるいは高齢世帯の場合，介護者が必要になるが，たとえ家族の協力が得られたとしても大きな負担になるため，介護サービスの利用が重要になる.

**JCOPY** 498-12378

## 1. 入院管理での問題点と対処のコツ　151

### 症例呈示

84 歳男性，2 型糖尿病，認知症

〔現病歴〕本人の記憶が定かではなく現病歴は聴取できず．2〜3 年前に糖尿病を指摘され A 病院通院したが中断．5 月より B 医院通院中であったが，服薬コンプライアンス不良で血糖コントロールが不良のため当科紹介．10 月 21 日　HbA1c 12.7％のため入院．

〔既往歴〕高血圧，脂質異常症

〔家族歴〕糖尿病：三男

〔生活歴〕妻と同居，子供たちとは別居

食事は 3 食，妻が担当，果物・菓子など間食多い．運動習慣はない．

〔内服薬〕グリメピリド（アマリール）(1) 2T＋グリメピリド (0.5) 2T　朝夕，ビルダグリプチン（エクア）(50) 2T　朝夕，メトホルミン（メトグルコ）(250) 2T　朝夕，アムロジピン（ノルバスク）(5) 1T　朝，アトルバスタチン（リピトール）(10) 0.5T　夜，フェモチジン（ガスター）(10) 1T　夜

〔入院時現症〕身長 158cm，体重 60kg，BMI 24，過去最大体重 63kg
血圧 144/84mmHg，脈拍 64 回 / 分，体温 36.6 度

口腔：う歯なし，歯周病なし（総入れ歯），頭頸部：異常なし，胸腹部：異常なし，浮腫：なし，四肢運動：異常なし，四肢感覚：異常なし，アキレス腱反射（＋）

◆認知機能評価（医師）：MMSE 20 点，HDS-R 16 点→　軽度認知症

〔入院時検査〕胸部 X 線：異常なし，心電図：平低 T

ABI：右 1.04　左 0.98，脈波：右 2068　左 2225cm/s　→　動脈硬化あり

胸腹部 CT：胸部 異常なし，腹部 脂肪肝，膵臓 異常なし

〔糖尿病合併症〕

腎症：eGFR 54 mL/min/1.73m$^2$，アルブミン尿 27mg/gCr，腎症 1 期

網膜症：なし，白内障：あり →　軽度視力低下

神経障害：なし

**152** 第5章　様々な現場における問題点と対処のコツ

◆認知機能評価（臨床心理士）

　HDS-R，MMSE からは軽度認知レベル．詳細な認知機能検査の結果，場所や時間の見当識と買い物をする程度の計算能力は軽度障害だが，注意力・集中力，言葉の理解力・視覚情報の把握能力・記憶力・抽象的思考は重度障害である．

　住み慣れた生活環境の中であれば在宅生活は可能だが，金銭管理，服薬・注射・食事および自制など，生活全般において常に支援が必要な状態である．

　インスリンの手技獲得は困難なため，第3者の指示・服薬・見守りが必須である．

　薬の管理などもその都度支援が必須であり，内服の回数を減らす，一包化する，訪問薬剤指導を利用するなどの検討が必要である．食事に関しても常に見守りと指導が必要であり高齢の妻への負担が大きい生活スタイルは長続きしないため，様々な支援・サービスを導入した日常生活を再設計する必要がある．

〔入院後経過〕

◆10月21日　病棟看護師による「退院支援スクリーニング」より，退院後の糖尿病治療継続が難しいため，地域医療連携部の「退院調整看護師」に退院支援を依頼．転倒・転落アセスメント：リスクありのため，転倒・転落予防対策を行う．

　10月22日　インスリン強化療法開始，インスリンリスプロ（ヒューマログ）朝4昼4夕4単位，インスリンデグルデク（トレシーバ）夕6単位，グリメピリド（アマリール）・ビルダグリプチン（エクア）中止，メトホルミン（メトグルコ）継続

　10月24日　血糖（mg/dL）：朝食前143　朝食後293，CPR（ng/mL）：朝食前1.5　朝食後3.6，抗GAD抗体5.0未満

　10月25日　ヒューマログ 朝8昼8夕6，トレシーバ 夕6

◆10月26日　臨床心理士による認知症機能評価

　血糖（mg/dL）：朝食前126　昼食前304　夕食前110　眠前181

　10月26日　ヒューマログ 朝8昼4夕4に減量，デュラグルチド（トルリシティ）開始（週1回注射）

**JCOPY** 498-12378

◆10月27日　退院支援計画書（病棟看護師，退院調整看護師，MSW）

妻と長男に，認知症機能評価から介護サービスの必要性が説明される．

11月1日　血糖（mg/dL）：朝食前108　朝食後247

　　　　　　CPR（ng/mL）：朝食前1.4　朝食後5.0

11月1日　ヒューマログ　朝4，トレシーバ　夕6

　　　　　　血糖（mg/dL）：朝食前94　昼食前140

　　　　　　夕食前101　眠前241

11月2日　ヒューマログ朝4　中止

　　　　　　トレシーバ　月・水・金曜日　昼8単位

◆11月4日　介護支援連携指導（ケアマネージャー，

　　　　　　退院調整看護師，MSW）

11月11日　トレシーバ　昼8単位，

　　　　　　デュラグルチド（トルリシティ）注射

　　　　　　血糖（mg/dL）：朝食前151　昼食前162

　　　　　　夕食前131　眠前211

11月12日　血糖（mg/dL）：朝食前111　昼食前157

　　　　　　夕食前146　眠前183

11月13日　トレシーバ　昼8単位

　　　　　　血糖（mg/dL）：朝食前145　昼食前120

　　　　　　夕食前149　眠前211

11月15日　退院

〔退院処方〕

トレシーバ　昼8単位　月・水・金曜日，トルリシティ　水曜日

メトホルミン（メトグルコ）（250）2T　朝夕

アムロジピン（ノルバスク）（5）1T　朝，アトルバスタチン（リピトール）（10）0.5T　朝，フェモチジン（ガスター）（10）1T　朝

メトグルコ以外は朝にまとめて一方化した．

第5章　様々な現場における問題点と対処のコツ

## 1　血糖コントロールの悪化の原因として

①認知症の進行：運動や食事療法ができなくなる．経口血糖降下薬やインスリン注射ができなくなる

②家庭環境の変化：介護者の病気や死亡など

③運動量低下：フレイルや関節痛など

④悪性腫瘍：特に膵癌

⑤感染症：糖尿病があると感染症になりやすく，感染症があると高血糖になる

⑥緩徐進行1型糖尿病

などがある．この患者は，②④⑤⑥は診察所見・血液尿検査・胸腹CTにて否定的であった．血糖コントロールの悪化は，①により内服ができなくなった．③ふらつきによる運動量の低下が原因と考えられた．

## 2　糖尿病教育入院と退院支援

　当院の糖尿病教育入院は，①糖尿病合併症（細小血管症：網膜症・腎症・神経障害，動脈硬化症）の評価，②朝食前後のCPRによるインスリン分泌能の評価を行い治療方針を決めている．③医師・看護師・管理栄養士・薬剤師・臨床検査技師・理学療法士による個人あるいは集団指導（糖尿病教室）を行っている．④医師・病棟看護師・管理栄養士によるカンファレンスを行い糖尿病教育入院患者の情報の共有化と治療方針の決定を行っている．

　高齢患者が入院した場合，退院支援スクリーニングを行い，①入院前の生活環境，②老年症候群（認知症，うつ，ADL低下，転倒・骨折）リスクの有無，③退院後の生活環境を評価している．そして退院支援が必要な場合，退院調整看護師もカンファレンスに参加している．また病棟看護師，退院調整看護師，MSW（医療ソーシャルワーカー），ケアマネージャーによる退院支援カンファレンスも行われる．

　この患者の糖尿病治療は，入院時に高血糖・インスリン分泌能の低下（朝食後CPR 3.6ng/mL）があり，ブドウ糖毒性解除のためインスリン強化療法を開始した．網膜症がないことを確認後，徐々にインスリンを増量して血糖コントロールを行った．患者が認知症のため，妻にインスリン注射を指導するが高齢のため手技獲得は難しかった．長男は，別居しており協力は無理

であった．退院後のインスリン自己注射が難しいため（内服管理・血糖自己測定は，妻が何とか可能），月・水・金曜日にデイサービス導入を決定．週1回のGLP-1作動薬デュラグルチド（トルリシティ）開始した．ブドウ糖毒性解除によるインスリン分泌能が改善（朝食後CPR 5.0ng/mL）したため，朝・昼・夕のインスリンリスプロ（ヒューマログ）を中止した．夕の持効型インスリンデグルデク（トレシーバ）は継続した．デイサービスで，デグルデク（トレシーバ）とデュラグルチド（トルリシティ）を注射するようケアマネージャーに依頼（介護支援連携指導）を行った．

デグルデク（トレシーバ）を毎日夕食前からデイサービスに合わせて月・水・金曜日の昼食前に変更した．デュラグルチド（トルリシティ）と組み合わせることで良好な血糖コントロールが得られた．

## 3 薬物療法

高齢者の低血糖は，転倒・骨折を起こし，さらに認知症の悪化や，死亡率の増加につながる．

このため高齢者の薬物療法は，低血糖を起こさないことが最優先される．次に高齢者では腎機能低下により薬物の副作用が出やすいので安全性も考慮される．また服薬を間違わないためと介護者が内服させやすいようになるべく1日1回内服にして一包化するなど単純化することも重要である．

この患者ではSU薬のグリメピリド（アマリール）は，重症低血糖のリスクがあるため中止した．メトホルミン（メトグルコ）は後期高齢者では乳酸アシドーシスが起きやすいため，新規投与は推奨されていない．この患者はBMIが24であったが，サルコペニア肥満と活動量の低下がありインスリン抵抗性が考えられた．また腎機能も正常のため，メトホルミン（メトグルコ）500mgは継続した．

内服薬ではDPP-4阻害薬，注射薬ではGLP-1作動薬が低血糖が起こりにくいことと安全性が高いため高齢者に使用しやすい．いずれも毎日と週1回製剤が販売されており，今後服薬管理・自己注射のできない高齢糖尿病患者での介護者による週1回製剤の使用が広まると思われる．週1回のGLP-1作動薬としてエキセナチド持続性注射薬（ビデュリオン）とデュラグルチド（トルリシティ）があるが，腎機能障害でも使用できインスリンとの併用ができるデュラグルチド（トルリシティ）を選択した．

インスリンに関しては，持効型インスリンとして作用時間が42時間超で一番長いトレシーバを選択した．本来は毎日1回注射することが望ましいが，家族の協力が得られないため，デイサービスで，月・水・金の昼に注射することになった．インスリン自己注射ができない高齢糖尿病患者で，月・水・金はデイサービスで，火・木は訪問看護師が，土日は家族が注射など分担して毎日注射している人もいる．

## 4 低血糖

高齢者の低血糖は発汗・動悸・手の震えなどの交感神経症状が出ないことが多い．

自覚的には，めまい，ふらつき，ぼ〜とするが，認知症のため患者自身が認識できないため，妻に言語が不明瞭，動作が緩慢などいつもと違う症状が出たら血糖を測定して，血糖値が70mg/dL未満ならブドウ糖10gか糖分の多いものを摂取させるよう指導した．

## 5 食事療法，運動療法

管理栄養士の栄養指導にて，「好きなものを食べられないならいやになっちゃうな」とのことで，間食は禁止せず，減らすことを努力してもらう．また食事に対する妻の負担感が大きいので，今後訪問介護や宅配弁当も検討する必要がある．

転倒の危険があるので歩行器を使用して看護師が見守りながら廊下の歩行を行った．高齢者は入院によりADLの低下をきたしやすい．筋肉維持と認知症予防のための個々の患者に合った運動を安全にすることが重要である．

## 6 糖尿病合併症

糖尿病の合併症として，網膜症による視力障害，腎症による透析，神経障害や閉塞性動脈硬化症による足壊疽，脳血管障害による麻痺，虚血性心疾患による心不全，脳血管障害やアルツハイマー病による認知症がある．

CGAによる，高齢者糖尿病患者が虚弱（日常生活で何らかの他人の介護が必要な状態）となる原因は，①健忘症や認知機能障害，②網膜症や白内障による視力障害，③うつやノイローゼによる精神症状，④脳血管障害の後遺症，⑤透析を含む末期腎不全である．この患者では，①軽度の認知症，②白

1. 入院管理での問題点と対処のコツ　　*157*

## 退院支援スクリーニング

| 患者氏名 | てすと　日報3 | 年齢 | | 入院日 | H281227 |
| 病棟 | テスト病棟 | 診療科 | | 記入日 | H281227 |
| | | | | 担当看護師 | |

| 悪性腫瘍末期、誤嚥性肺炎・COPD、脳血管疾患、心不全、精神科疾患、認知症のいずれかに当てはまる疾患 | ○ あり　　　　　　　　　　　　　　○ なし |
| 入院形態 | ○ 一ヶ月以内の再入院　　○ 緊急　　○ 予定 |
| 薬剤管理不足による疾患の増悪 | ○ あり　　　　　　　　　　　　　　○ なし |
| 居住形態 | ○ 独居/高齢夫婦(75歳以上)　　　　　○ 問題なし |
| 介護者 | ○ なし　　　　　　　　　　　　　　○ あり |
| ADL＝日常生活動作 | ○ 要介護　　　　○ 見守り必要　　○ 自立 |
| IADL＝手段的日常生活動作（買物・洗濯・電話・内服管理・金銭管理・乗り物利用など） | ○ 要介護　　　　○ 見守り必要　　○ 自立 |
| 入院治療によりADL/IADLの低下が予測される | ○ あり　　　　　　　　　　　　　　○ なし |
| 排泄に介助を要する | ○ あり　　　　　　　　　　　　　　○ なし |
| 社会保障制度の利用と種類＊認定済は認定区分を患者情報（領域1）に記載 | □ 介護保険　　　□ 身体障害者手帳　　□ 特定疾患<br>□ 生活保護　　　□ その他<br>○ 認定済　　　　　○ 申請中　　　　○ 未申請 |
| 利用中の社会資源 | □ 訪問看護　　　□ ヘルパー　　　□ 福祉用具<br>□ 往診　　　　　□ 通所サービス　□ ショートステイ<br>□ 訪問入浴　　　□ 通院介助　　　□ その他 |
| 担当ケアマネージャー＊ありの場合は家族情報の家族歴コメントに記載 | ○ あり　　　　　　　　　　　　　　○ なし<br>(事業所名: 　　　　　　　氏名: 　　　　　　　) |
| 退院時予測される医療処置 | ○ あり　　　　　　　　　　　　　　○ なし |

合計スコア　□ 点　⇒　○ リスクなし（0点）　　○ リスクあり（1点以上）

## ＊合計スコア1点以上→退院支援計画書へ進む

**図1** 退院支援スクリーニングの例（千葉労災病院）

第5章　様々な現場における問題点と対処のコツ

内障による軽度の視力低下により，介護が必要になった．

## 7 高齢者総合機能評価（CGA）

### 1）退院支援スクリーニング（図1）

- 悪性腫瘍末期，嚥下性肺炎，COPD，脳血管疾患，心不全，精神疾患：なし
- 入院形態 ： 予定
- 薬剤管理不足による疾患の増悪： あり
- 居住形態： 高齢夫婦（75歳以上）
- 介護者： あり（妻）
- ADL： 自立
- IADL： 見守り必要
- 入院治療における ADL/IADL の低下が予想される： なし，排泄に介助を要する： なし
- 認知症： あり
- 社会保障制度： 未申請
- 利用中の社会資源： なし，担当ケアマネージャー： なし，退院時予想される医療処置： あり

【対策】

　認知症の奥さんと二人暮らしのため， 退院後介護保険を使用した在宅療養が必要と思われたため，入院当日より退院調整看護師が介入し退院支援が行われた（図2）．

### 2）転倒・転落アセスメント評価

- 70歳以上である
- 視覚障害がある
- 身体的機能障害： ふらつきがある
- 精神的機能障害： 認知症あり
- 活動領域： 歩行器の使用
- 薬剤： 降圧薬，血糖降下薬あり
- 排泄： 問題なし

【対策】

　転倒・転落のリスクがあるため， ベッドの高さや柵の確認， ベッド周囲の

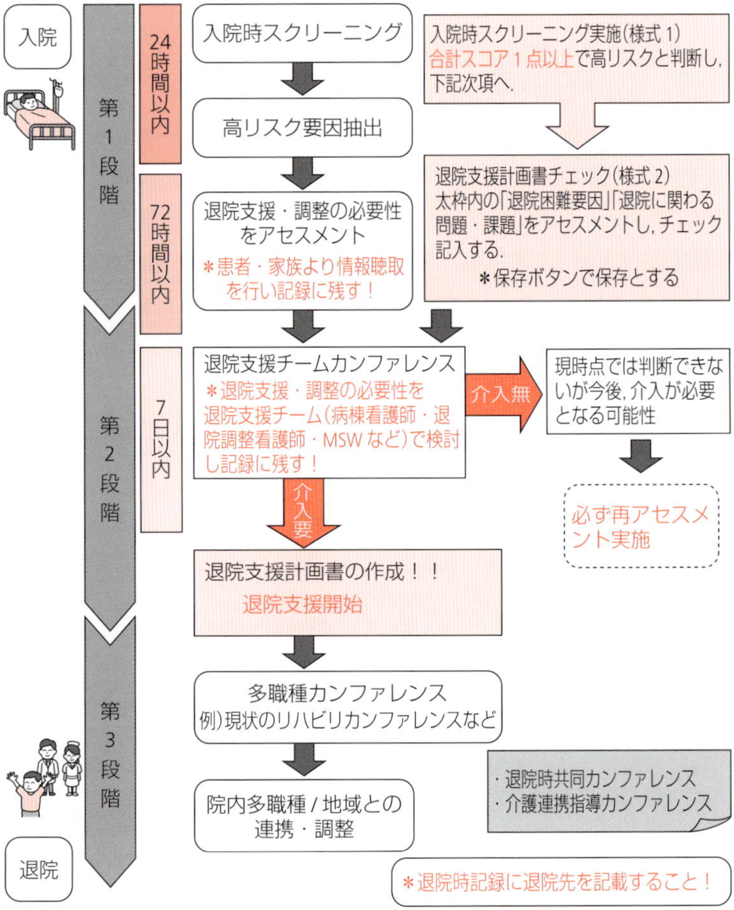

1. 入院管理での問題点と対処のコツ　　159

| 入院 | 第1段階 | 24時間以内 | 入院時スクリーニング | 入院時スクリーニング実施（様式1）<br>合計スコア1点以上で高リスクと判断し，下記次項へ． |
|---|---|---|---|---|

**第1段階**

**24時間以内**

入院時スクリーニング → 高リスク要因抽出

入院時スクリーニング実施（様式1）
合計スコア1点以上で高リスクと判断し，下記次項へ．

**72時間以内**

退院支援・調整の必要性をアセスメント
*患者・家族より情報聴取を行い記録に残す！

退院支援計画書チェック（様式2）
太枠内の「退院困難要因」「退院に関わる問題・課題」をアセスメントし，チェック記入する．
＊保存ボタンで保存とする

**第2段階**

**7日以内**

退院支援チームカンファレンス
*退院支援・調整の必要性を退院支援チーム（病棟看護師・退院調整看護師・MSWなど）で検討し記録に残す！

介入無 → 現時点では判断できないが今後，介入が必要となる可能性

↓

必ず再アセスメント実施

介入要

↓

退院支援計画書の作成！！
退院支援開始

**第3段階**

多職種カンファレンス
例）現状のリハビリカンファレンスなど

↓

院内多職種／地域との連携・調整

・退院時共同カンファレンス
・介護連携指導カンファレンス

＊退院時記録に退院先を記載すること！

**退院**

**図2** 退院支援の例（千葉労災病院）

障害物の確認，夜間照明の確保，排泄の介助・誘導，離床センサーマットの使用などの対策がとられた．

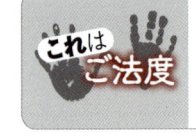

これはご法度

1. 入院によるADL（身体機能，心理機能，認知機能）の低下を起こしてはいけない
2. 不適切な生活環境のまま退院させ，病気をさらに悪化させてはいけない

JCOPY 498-12378

## おわりに

　糖尿病の治療は，食事・運動療法による生活習慣の改善が基本で，血糖コントロール不良の場合は経口血糖降下薬・GLP-1作動薬，インスリン注射が使用される．医師とコメディカルが糖尿病療養指導チームを組んで糖尿病治療を行っているが，若い患者でもきちんと実行することは難しい．このため糖尿病患者が，老年症候群になった場合，容易に治療は困難になってしまう．高齢者の糖尿病患者では，医療者は介護サービスと連携を取りながら，患者と家族の希望を尊重して治療にあたることが重要である．

### 【参考文献】

1) 日本糖尿病学会, 編. 高齢者の糖尿病（認知症も含む）. 糖尿病診療ガイドライン 2016. 東京: 南江堂; 2016. p.411-48.
2) 日本糖尿病療養指導士認定機構, 編. 高齢期. 糖尿病療養指導ガイドブック 2016. 大阪: メディカルレビュー社; 2016. p.144-50.
3) 日本糖尿病学会, 編. 高齢者糖尿病. 糖尿病専門医研修ガイドブック. 東京: 診断と治療社; 2013. p.335-60.
4) 老年医学会ホームページ. 高齢者糖尿病の認知機能と ADL 評価について. http://www.jpn-geriat-soc.or.jp/
5) 三村正裕. 薬物療法の注意点. In: 岩岡秀明, 他編. 糖尿病診療ハンドブック Ver.3. 東京: 中外医学社; 2017. p.143-50.
6) 神﨑恒一, 編. 退院支援, 糖尿病. 入院高齢者診療マニュアル. 東京: 文光堂; 2015. p.42-57, p.246-57.

〈三村正裕〉

第5章　様々な現場における問題点と対処のコツ

# 2 周術期管理での問題点と対処のコツ

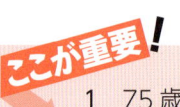

1 75歳以上の後期高齢者の手術が当たり前の時代になり，糖尿病を合併症に持つ80歳以上の超高齢者の手術も増加している.

2 高齢者では術前の血糖コントロールに加えて，栄養状態，低アルブミン，低Na，脱水などの評価ができているか？ 虚血性心疾患・肺機能・腎機能の評価ができているか？ を再確認すべきである.

3 低栄養状態が疑われる患者には術前5日前後から十分な補液や濃厚流動食の経口負荷，電解質補正が行われるべきである.

4 周術期の血糖管理に関して，インスリンの使用法などは成人糖尿病患者と大きく変わりないが，高齢者では予期せぬ高血糖高浸透圧症候群・refeeding syndrome・ケトアシドーシスなどが起きやすいことを念頭に置く必要がある.

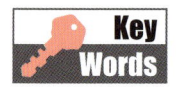 高齢者手術，栄養評価，脱水症，術後高血糖

### 症例提示

84歳男性，無職

〔病歴〕食欲低下で受けた内視鏡検査で胃角部から前庭部にかけての進行胃癌を指摘．胃幽門側切除目的のため入院．内服はなく特に食事療法はせずHbA1c 6.8％と安定していたため主治医は糖尿病に関しては特に指示せず手術が行われた.

〔既往〕喫煙76歳まで．高血圧にてオルメサルタン20mg，アムロジピン5mg内服．76歳時に脳梗塞あり，左上肢不全麻痺．慢性心房細動あり，ワルファリンを3mg内服中，PT-INR 2.35とコントロール

*162* 第5章　様々な現場における問題点と対処のコツ

されている.

〔**検査所見**〕 身長168cm, 体重54.5kg, BMI 19.3, BP 128/56, RBC 361万, Hb 11.8g/dL, Hct 33.9%, 血清アルブミン2.1g/dL, BUN 10.8mg/dL, 血清Cr 0.51mg/dL, Na 129mEq/L, K 4.0mEq/L, Cl 110mEq/L, CRP 1.7mg/dL, 下腿に軽度浮腫あり

〔**臨床経過**〕 術前3日前にワルファリンを中止しヘパリン置換とし手術となった. 術後IVHを開始し経過をみたが術後第4病日の検査でHb 13.6g/dL, Hct 40.7%, 血清アルブミン2.4g/dL, BUN 19.4mg/dL, Cr 0.53mg/dL, Na 147mEq/L, CRP 9.9mg/dLとNaとHctの上昇と炎症の悪化を認めた. この間補液は2300mL/dayで尿量は2200mL/day前後であり不感蒸泄を考慮に入れるとマイナスバランスに感染が加わった可能性があり, 体温も37℃後半まで上昇. 第7病日には呼名に反応しなくなり検査所見で血糖1580mg/dL, Hb 13.3g/dL, Hct 43.0%, BUN 69.1mg/dL, Cr 1.64mg/dL, Na 158.7mEq/L, K 4.19mEq/L, Cl 129mEq/L, 血清アルブミン2.4g/dL, 血液ガス: pH 7.37, $PO_2$ 90.9mmHg, $PCO_2$ 37.8mmHg, BE −2.7mol/Lと高血糖高ナトリウム血症による意識障害を呈していた. このためインスリン持続と補液による治療が開始された.

〔**ポイント**〕 この患者は術前にすでに低アルブミン血症と浮腫, やせなど低栄養状態があったと考えられる. また低ナトリウム血症に加え動脈硬化性疾患の既往もありハイリスクであった. 栄養状態の改善とその時点での血糖コントロールの評価, 術前の電解質, 脱水の補正など考えておく必要があったものと考えられる.

## 1 高齢者の栄養状態の特徴と術前評価

　高齢者は細胞内液が外液に比し低下し水分予備能が不足している. また尿濃縮力が低下し水分が保持しにくい. 口渇感の低下に加え頻尿を恐れ水分摂取を控えている場合もある. 総体内水分量は高齢男性で50%, 女性45%と成人の60%に比し減少しており, 細胞外液は保持されるが筋肉量減少に伴い内液が減少するのが特徴である. また低レニン・低アルドステロンとなりNa保持能力が低下しており, 術前に約20%程度が低Na血症, 10%に高

Na 血症が見られる[1]. 80 歳以上では 23％に低蛋白血症, 11％に低アルブミン血症を認める[2]. 低栄養状態では脂肪分解により生じたケトン体も脳を除く末梢組織でエネルギーとして利用されるが, 糖尿病ではケトン体を酸化する能力が低下しておりケトアシドーシスを起こしやすい状態にある. 術前に栄養障害を認める患者には栄養状態の改善, 脱水と電解質の補正などが必要になる. 栄養状態の指標としてはプレアルブミンが使用しやすい. 半減期が短く血管外プールも小さいため栄養管理による内臓蛋白合成量の変化を鋭敏に反映する指標である[3].

## 【合併症の評価】

高齢者の術前合併症としては循環器疾患が 61％と多く, 耐糖能障害は 18〜41％に認めるとされる. 75 歳以上の胃癌患者で既往歴・術前検査に異常を認めなかった症例はわずか 8％という報告もある[4]. 糖尿病に加えて慢性疾患を持つ高齢者では栄養障害を合併する頻度が高く慢性閉塞性肺疾患・脳血管障害後遺症・認知症を持つ患者では注意を要する.

### ①虚血性心疾患の評価

心エコー: 心電図のみならず無症候性虚血を除外する.

### ②腎機能の評価

早朝尿比重＜1.015 は腎機能低下を疑う. 尿 pH＜5.5 は糖尿病, pH＞8.0 は尿路感染を疑う. 血中クレアチニンは時に正常値となるので CCr (eGFR) で確認する必要がある. BUN 上昇は腎機能低下以外に出血はもちろん, 栄養摂取低下による異化亢進, 感染, 脱水でも起こり得る.

### ③肺機能の評価

XP・CT に問題なくとも $PaO_2$ の予測値 ($PaO_2 = 100 -$ 年齢 $\times 0.32$) との比較や (A–a) $DO_2$ などを測定し肺機能の低下を予測する. また術後呼吸器合併症は喫煙によりリスクが高まることを周知させ禁煙を勧める.

## 2 抗血小板剤・抗凝固剤使用患者への対応

高齢者糖尿病患者において抗血小板剤や抗凝固剤の投与が行われていることが少なくない. 中止できない場合は 200 単位/kg/日のヘパリン持続をワルファリンは術前 3 日, その他の抗血小板剤は 5 日前から中止の上開始し, 術前 3 時間前に中止する. ヘパリンは PT–INR には影響を与えないので APTT が 1.5〜2.0 倍になるよう調整する. 術後 10 時間後にヘパリンを再開

し経口摂取再開と共に術前と同量のワルファリンを再開しヘパリンは術後2日で中止．5日目のINRが至的範囲に入っているかを確認し用量調整する．

## 3 術後の輸液方針と経口摂取再開時期を知ること

　術後の治療経過を知らず血糖コントロールに介入しないならば，食後に後片づけをしないのと同じである．まず術後経口摂取開始時期に関して（飲水開始：食事開始日）は消化管手術以外では原則（1：1日）となるが，概ね食道切除（7：7日），胃全摘（3：5日），結腸切除（1：3日，腹腔鏡は1：2日），直腸切除（人工肛門なし1：5日，あり1：2日），肝切除（1：2日），膵頭十二指腸切除（1：7日，ただし術後第1病日から経腸栄養開始）という原則を理解することである．経腸栄養にするかどうかは腸管の蠕動次第で，低下していればIVHを選択する．経腸栄養はIVHより安全かつ生理的で血糖上昇も緩やかであり経腸栄養剤200〜300kcal/dayを25mL/時から開始し25kcal/kg/dayまで経過を見ながら増量する．この間のインスリンコントロールなどは成人のコントロールと大きな違いはない．

## 4 術後の輸液管理の注意点

　術後輸液量は1日量として水分40mL/kg，NaCl 1mEq/kg，K 0.5〜1.0mEq/kg程度であるがインスリンを併用する場合や利尿期では検査成績をみながらK 1.5mEq/kgまで増量する．

　比較的軽症の糖尿病患者でも高齢者の場合には脱水に感染を併発すると提示症例のように高血糖高浸透圧症候群を呈する場合があり，特に大手術後で術後管理が長引きIVHを行う症例には注意を要する．

　また栄養障害患者でBMI 18%未満の患者に急激に栄養を投与するとrefeeding syndromeを生じることがある．低リン血症を主体とする病態であり意識障害・痙攣・心不全・呼吸不全など重篤な病態を呈する．IVHでは48時間前後，経腸栄養で7日程度に起こることがあり注意を要する．

　以上，高齢化社会に伴い超高齢糖尿病患者の手術の必要性が高まることは明らかである．目の前の血糖コントロールは成人糖尿病患者と変わらないものの，術前術後の評価とリスクの予知に関しては細心の注意を払うべきだろう．

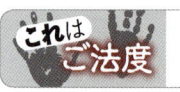 高齢者は脱水になりやすく，術後高血糖を呈しやすい．術後の高カロリー輸液の使用には十分な注意が必要である．

## 【参考文献】

1) 富澤勇貴, 池田健一郎. 超高齢者の周術期栄養管理. 臨床栄養. 2009; 114(6): 725-30.

2) 高金明典, 寺島雅典, 他. 多変量解析を用いた高齢者胃癌症例の術後合併症危険因子及び予後因子の検討. 日消外会誌. 1999; 32(5): 1152-9.

3) 平野勝康, 大村健二, 他. 栄養障害. 外科治療. 2004; 91(2): 167-72.

4) 玉川　洋, 高橋　誠, 他. 高齢者胃癌症例の術後合併症の検討. 日臨外会誌. 2006; 67(6): 1186-92.

〈藤原敏正〉

第5章　様々な現場における問題点と対処のコツ

# 3　外来管理での問題点と対処のコツ

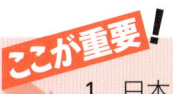

1　日本人糖尿病患者の死因の第1位は悪性新生物，第2位は感染症であり，高齢者糖尿病の外来管理ではこれらの疾患を見逃してはならない．

2　日本人糖尿病は，全癌，大腸癌，肝臓癌，膵臓癌のリスク増加と関連している．

3　不適切な食事，運動不足，喫煙，過剰飲酒は糖尿病と癌罹患の共通の危険因子であり，糖尿病患者における食事療法，運動療法，禁煙，節酒は癌リスク減少につながる可能性がある．

4　糖尿病患者は，性別・年齢に応じた科学的に根拠のある「がん検診」を受診するよう推奨される．

5　高齢者糖尿病では感染症の臨床症状がはっきりしないことに注意する．

6　高齢者糖尿病では日ごろの感染症予防が大切であり，インフルエンザや肺炎球菌のワクチンの接種，フットケアー，口腔ケアーを適切に行う．

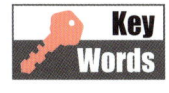　高齢者糖尿病，癌，感染症

## 症例呈示

80歳女性，糖尿病罹病期間13年，身長147.5cm，体重42kg，BMI 19.3

メトホルミン（メトグルコ）250mg 2錠分2の単剤治療でHbA1c 6.4%のコントロール状態であった．

便秘があり下剤の処方希望があるため，スクリーニングで施行した便潜血検査にて，2回法のうち1回が陽性を示した．Hb 11.8g/dL，

AST 17U/L，ALT 9U/L，eGFR 62.7mL/分と血算・生化学検査には異常を認めなかった．精査のため紹介した消化器科にて上行結腸癌の診断となった．外科にて腹腔鏡補助下右半結腸切除術＋D2郭清術が施行された．術後一時体重が35kgまで低下したが，その後体力が回復し体重も術前の42〜43kgまで戻り，86歳となった現在まで癌は再発することなく元気に通院されている．

## 1 日本人糖尿病の死因から見た外来管理での注意点

2001〜2010年の10年間における日本人糖尿病患者の死因を分析した結果が2016年に報告された[1]．それによると，全症例45,708名中の死因第1位は悪性新生物の38.3％であり，第2位は感染症の17.0％，第3位は血管障害（慢性腎不全，虚血性心疾患，脳血管障害）の14.9％であった（図1）．欧米先進国では糖尿病患者の死因の第1位は虚血性心疾患であり，このため欧米中心で行われる大規模臨床試験は心血管病の抑制をエンドポイントとして行われるものが多い．しかし，日本人糖尿病患者にとっては，悪性新生物や感染症の方が血管障害よりも死因として多い．したがって，日本人高齢者糖尿病の外来管理では，癌や感染症の予防と早期発見治療が患者のQOL確保と健康寿命の延伸にとって重要であり，心血管病対策だけに注意してこ

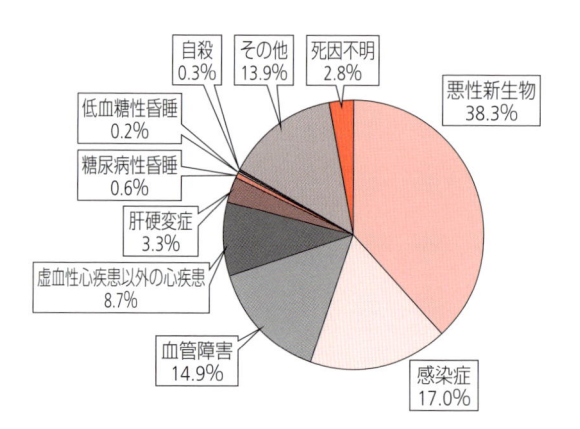

**図1** 日本人糖尿病患者の死因 2001〜2010年の10年間，45,708名での検討

（中村二郎, 他. 糖尿病, 2016; 59(9): 667-84）

168 第5章 様々な現場における問題点と対処のコツ

れらの疾患を見逃してはならない.

## 2 糖尿病と癌の疫学

近年，糖尿病と癌罹患リスクとの関連が明らかになってきている．日本糖尿病学会と日本癌学会の専門家による糖尿病と癌に関する委員会報告が2013年に発表されている[2]．それによると，わが国の8コホート研究のプール解析の結果（表1），糖尿病は男女ともに全癌罹患のハザード比が1.2（男性のハザード比1.19，95％信頼区間1.12-1.27，女性のハザード比1.19，95％信頼区間1.07-1.31）であった．癌種毎の解析では，国内外からの報告をまとめたメタアナリシスと同様，糖尿病は結腸癌（ハザード比1.40，95％信頼区間1.19-1.64），肝臓癌（ハザード比1.97，95％信頼区間1.65-2.36），膵臓癌（ハザード比1.85，95％信頼区間1.46-2.34）のリスク増加と関連していた．

糖尿病により癌罹患リスクが高まる機序としては，①インスリン抵抗性に伴う高インスリン血症，②高血糖による酸化ストレス増加とDNAの障害，

**表1** 糖尿病と主な癌リスクに関する癌種別の国内外からの報告をまとめたメタアナリシスとわが国におけるプール解析

| 癌種 | メタアナリシス 相対リスク (95％信頼区間) | わが国のプール解析* 相対リスク (95％信頼区間) | 生涯癌罹患リスク (2007年)** 男性 | 女性 | 年齢調整罹患率 (2007年) 人口10万対*** 男性 | 女性 |
|---|---|---|---|---|---|---|
| 胃癌 | 1.19 (1.08-1.31) | 1.06 (0.91-1.22) | 10.9% | 5.5% | 78.9 | 28.6 |
| 大腸癌 | 1.3 (1.2-1.4) | 1.40 (1.19-1.64) | 8.5% | 6.7% | 63.4 | 35.9 |
| 肝臓癌 | 2.5 (1.8-2.9) | 1.97 (1.65-2.36) | 4.0% | 2.2% | 29.8 | 10.6 |
| 膵臓癌 | 1.82 (1.66-1.89) | 1.85 (1.46-2.34) | 2.2% | 2.1% | 15.1 | 9.3 |
| 乳癌 | 1.20 (1.12-1.28) | 1.03 (0.69-1.56) | — | 6.9% | — | 67.1 |
| 子宮内膜癌 | 2.10 (1.75-2.53) | 1.84 (0.90-3.76) | | 1.1% | | 10.5 |
| 前立腺癌 | 0.84 (0.76-0.93) | 0.96 (0.64-1.43) | 6.6% | — | 43.5 | — |
| 膀胱癌 | 1.24 (1.08-1.42) | 1.28 (0.89-1.86) | 2.0% | 0.7% | 12.5 | 2.7 |

*津金, 他. 未発表データ
**日本人における生涯癌罹患リスク
***日本人における癌の年齢調整罹患率

（糖尿病と癌に関する委員会. 糖尿病. 2013; 56(6): 374-90）[2]

③慢性炎症によるアディポカイン分泌異常などの関与が考えられている．

## 3 糖尿病患者の癌予防のための生活指導

2型糖尿病と癌に共通の危険因子としては加齢，男性，肥満，低身体活動量，不適切な食事（赤肉・加工肉の摂取過剰，野菜・果物・食物繊維の摂取不足など），過剰飲酒や喫煙が挙げられる．これらの危険因子の中には修正可能なものも多く含まれる．すなわち，糖尿病患者が食事療法や運動療法により肥満・運動不足・不適切な食事内容を修正し，節酒・禁煙を行うことは，糖尿病状態を改善するばかりでなく，癌罹患のリスクを下げる可能性もあることが期待される．

一方，特定の糖尿病治療薬が癌罹患リスクに影響を及ぼすか否かについてのエビデンスは現時点では限定的であり，治療法の選択に関しては，添付文書などに示されている使用上の注意に従ったうえで，良好な血糖コントロールによるベネフィットを優先した治療が望ましい[2]．

## 4 糖尿病患者の癌早期発見のコツ

高齢者糖尿病の外来診療では癌罹患リスクが高いことを念頭に，癌の早期発見に努めることが重要である．しかし，日本人糖尿病では大腸癌，肝臓癌，膵癌のリスク増加があるとしても，全ての糖尿病症例にCEA，AFP，CA19-9などの腫瘍マーカーのスクリーニング検査をすることは保険診療としては明らかに不適切である．どのような検査をどのような症例に施行するかはコスト・ベネフィットのバランスを考慮する必要がある．

まずは糖尿病患者に糖尿病では癌罹患リスクが高くなることを周知し，年齢や性別に合わせて科学的根拠に基づく「がん検診」（表2）：死亡率減少効果を示す根拠があり，実施することが推奨される「がん検診」を受けることを推奨するべきである[2]．

日常臨床においては，以下に示すような癌を疑わせる症状が認められた場合，癌を疑って適切な検査を行うようにする．

1）急な血糖の悪化や糖尿病の発症時
2）理由のない体重減少
3）貧血の進行
4）便通異常

第5章　様々な現場における問題点と対処のコツ

**表2** 科学的根拠に基づく「がん検診」

| 「がん検診」の種類 | 対象者 | 実施間隔 | 検査方法 |
|---|---|---|---|
| 胃 | 40 歳以上の男女 | 年 1 回 | 問診および胃部 X 線検査 |
| 子宮 | 20 歳以上の女性 | 2 年に 1 回 | 問診，視診，子宮頸部の細胞診および内診 |
| 肺 | 40 歳以上の男女 | 年 1 回 | 問診，胸部 X 線検査および喀痰細胞診 |
| 乳腺 | 40 歳以上の女性 | 2 年に 1 回 | 問診，視診，触診および乳房 X 線検査（マンモグラフィ） |
| 大腸 | 40 歳以上の男女 | 年 1 回 | 問診および便潜血検査 |

（糖尿病と癌に関する委員会. 糖尿病. 2013; 56（6）: 374-90）[2]

5）原因不明の発熱や疼痛
6）異常な倦怠感

## 5 糖尿病と感染症

　高齢者は加齢に伴い抵抗力が低下してくるため感染しやすい状態にある．さらに高齢者糖尿病では高血糖状態により免疫能が低下する．好中球や単球の走化性，貪食能，殺菌能が低下し，リンパ球数が減少する．また，糖尿病合併症の大血管障害や細小血管障害により組織の血流障害が生じる．神経障害からは，特に足において皮膚の乾燥・ひび割れや疼痛閾値の低下による靴擦れなどが生じ，細菌の侵入の門戸となる．また，尿糖が高値であることは尿路における細菌繁殖の培地となる．

　一方，感染症が発症すると局所の炎症反応から出るサイトカインやストレスによるコルチゾール・カテコールアミンの増加が高血糖を悪化させる．この血糖の上昇が感染症に対する抵抗力をさらに低下させ，悪循環を形成する．

## 6 高齢者糖尿病の感染症の注意点

　高齢者糖尿病においては感染症の臨床症状がはっきりしないことに注意する．例えば，神経障害の進行から痛みを訴えない足壊疽を生じている患者は少なくはない．また，咳，発熱を伴わない誤嚥性肺炎も珍しくはない．医療行為が感染症を誘発するリスクにも注意が必要である．関節痛に対する関節内注射や針治療などが細菌を体内に侵入させるきっかけとなることがある．

3. 外来管理での問題点と対処のコツ **171**

尿道カテーテルの挿入症例は尿路感染症のハイリスクであることに注意する．また，介護施設にて長期臥床している症例では褥瘡感染症に留意する．

## 7 高齢者糖尿病の感染症予防のコツ

　高齢者糖尿病では感染症を契機として，糖尿病状態が悪化して重症化する場合がしばしばある．したがって，日ごろの感染症予防が大切である．手洗い・うがいによるかぜの予防はもとより，インフルエンザワクチンや肺炎球菌に対するワクチンの予防接種も積極的に受けておくことが勧められる．バランスの良い食事と十分な休養は免疫能を高める．特に神経障害のある症例では，フットケアーによる足病変の予防を行う．歯科による歯周病の定期健診や口腔ケアーも血糖改善効果とともに誤嚥性肺炎などの予防効果が期待できる．予防に勝る治療はない．

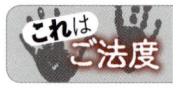 高齢者糖尿病の「便秘」の訴えに際して，検便を怠り大腸癌を見逃してはならない．

### 【参考文献】

1) 中村二郎, 神谷英紀, 羽田勝計, 他. 糖尿病の死因に関する委員会報告 アンケート調査による日本人糖尿病の死因 2001 〜 2010 年の 10 年間, 45,708 名での検討. 糖尿病. 2016; 59: 667–84.
2) 糖尿病と癌に関する委員会. 糖尿病と癌に関する委員会報告. 糖尿病. 2013; 56: 374–90.

〈内田大学〉

| 第5章 | 様々な現場における問題点と対処のコツ |

# 4 介護施設管理での問題点と対処のコツ

 **ここが重要！**

1 できるだけ低血糖を起こしにくい治療薬を選択する.
2 食事の摂取状況, 服薬状況を絶えず見守る.
3 どうしても SU 剤やインスリンを必要とする時はなるべく, 極少量より開始する.
4 高血糖と低血糖を繰り返す症例は血糖値高めの状態に置く方が無難である.
5 治療が困難な症例は早めに入院させる.

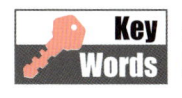 **Key Words** 介護施設, 低血糖, 認知症, インスリン療法, 血糖自己測定 (SMBG)

　糖尿病治療には本人の病気の自覚と治療に対する意欲が必要であり, 食事療法, 運動療法を基盤にし, いかに実践していくかが問われる. それに加えて薬物療法が必要とされる場合にそれを適切に, かつ十分に利用できるかが問題である (服用遵守). これらの実践は, 年齢のいかんにかかわらず難しい問題である. これが, 生活の自立が困難な高齢者の場合はさらに困難となる. 高齢者人口は年々増加し, 65 歳以上の高齢者の人口は 3443 万 9 千人〔平成 28 年 11 月 15 日現在推計 (出典：「人口推計」総務省統計局)〕で, 総人口に占める割合は 27.1％にのぼる. 生活の自立が困難な場合, 家族や近親者, ボランティアによるサポートが必要になる. 近親者による介護, 介助ができない場合には介護施設の利用が必要とされる. 介護施設には老人福祉法に定められている有料老人ホームと介護保険法で定められた介護保険施設である介護老人福祉施設 (特別養護老人ホーム：特養), 介護老人保健施設 (老健), および介護療養型医療施設がある. 介護保健 3 施設の違いを表 1 に示す. これらの施設の利用は入所する場合と 1 日のある時間帯のみ利用する形態 (通所) がある. それらの施設ではある程度の運動 (お遊戯, リハビリテーションを含む) も行うところもある. 厚労省発表の 2015 年 12 月

**JCOPY** 498-12378

4. 介護施設管理での問題点と対処のコツ　*173*

暫定版の介護保険事業状況報告の概要によると施設サービス受給者数は
91.4 万人で，うち介護老人福祉施設が 51.0 万人，介護老人保健施設が 34.8
万人，介護療養型医療施設が 5.9 万人となっており，65 歳以上の人の 2.7%

**表1** 介護保険 3 施設の比較

| | 介護老人福祉施設<br>（特別養護老人ホーム） | 介護老人保健施設<br>（老人保険施設） | 介護療養型医療施設 |
|---|---|---|---|
| 関係法規 | 介護保険法<br>老人福祉法 | 介護保険法 | 介護保険法<br>医療法 |
| 機能 | 身体上又は精神上著しい障害があるために常時の介護を必要とし，かつ，居宅においてこれを受けることが困難な要介護者に対し，入浴，排せつ，食事等の介護その他の日常生活上の世話，機能訓練，健康管理及び療養上の世話を行うこと． | 病状安定期にあり，看護・介護・機能訓練を必要とする要介護者に対し，看護，医学的管理の下における介護及び機能訓練その他必要な医療並びに日常生活上の世話を行うこと． | 病状が安定期にあり，療養上の管理・看護・介護・機能訓練が必要な要介護者に対し，療養上の管理，看護，医学的管理の下における介護その他の世話及び機能訓練その他必要な医療を行うこと． |
| 設置主体 | 社会福祉法人<br>地方公共団体 | 医療法人<br>社会福祉法人<br>地方公共団体　等 | 医療法人<br>地方公共団体　等 |
| 平均入所（院）定員数 | 67.8 人 | 88.8 人 | 34.8 人 |
| 施設長管理者 | 施設長（要件あり）<br>・社会福祉主事<br>・社会福祉事業に 2 年以上従事した者　等<br>管理者（要件なし，常勤，原則専従） | 管理者（原則医師，常勤，原則専従） | 管理者（医師，原則専従） |
| 平均入所（院）定員数の場合の職員配置基準 | 医師（非常勤）　　必要数<br>生活相談員　　　　　1 人<br>介護職員と看護職員の総数<br>　　　　　　　　　　23 人<br>（うち看護職員は 3 人以上）<br>栄養士　　　　　　　1 人<br>機能訓練指導員　　　1 人<br>介護支援専門員　　　1 人<br>調理員，事務員その他の職員　　　　　　　適当数 | 医師（常勤）　　　　1 人<br>薬剤師　　　　　　　1 人<br>看護職員と介護職員の総数<br>　　　　　　　　　　30 人<br>（うち看護職員は 9 人程度）<br>支援相談員　　　　　1 人<br><br>理学療法士又は作業療法士<br>　　　　　　　　　　1 人<br>栄養士（常勤職員の配置に努める）<br><br>介護支援専門員　　　1 人<br>調理員，事務員その他の従業者　　　　　　適当数 | 医師 3 人（うち常勤 1 人）<br>薬剤師　　　　　　　1 人<br>看護職員　　　　　　6 人<br>介護職員　　　　　　6 人<br><br><br><br>理学療法士及び作業療法士<br>　　　　　　　　　　適当数<br><br><br>介護支援専門員　　　1 人 |

498-12378

が利用していることになる.

　高齢者は厳しい食事制限ができず，間食の制限も厳しく監視していないと食欲を抑えきれずついついおやつに手を出してしまい血糖値を上昇させてしまう．家族が同居していても家族不在の日中に間食をしてしまう．そして，薬物療法が必要な場合，経口剤の服薬遵守が難しいことがある．糖尿病治療薬には食直前の投与でないと効果がないものがあり，しかも1日毎食前に3回も服用が必要である．これは高齢者でなくとも服薬遵守が難しい．最近経口剤の中でも週1回で済むものがあらわれて，家族や介護者が管理しやすくなった．GLP-1注射剤でも週製剤も出てきた．生活が自立できないときには入所を中心とした介護施設の利用が必要となる．血糖値のコントロールが経口血糖降下薬で困難なとき，インスリン療法が必要となる．1型糖尿病を含めた自己のインスリン分泌が極めて少ない場合は1日複数回のインスリン注射（1日多回インスリン注射，multiple daily injection：MDI）や持続皮下インスリン注射（CSII）などのインスリン強化療法が必要とされるが，実施は高齢者では極めて困難である．介護施設で服薬の投与のみである場合は可能であるが，インスリン注射は医（療）行為であるため，医師の監督下でないと行えない．すなわち医行為の可能な施設である特別養護老人ホーム（特養）や介護保険を利用した介護老人保健施設（老健）の利用となる．一番望ましいのは介護型療養型病院である．入所するメリットはまず食事療法が徹底できることときめ細かい管理ができることである．病院以外の施設ではインスリンの複数回の皮下注射は現実には困難である．それは，看護師が勤務している場合でも，夜間の低血糖のことを恐れてインスリン療法自体を敬遠する傾向にあり複数回の皮下注も特に夕方の注射は人手不足などによりさらに嫌われる．MDIやCSIIはやはり病院でないと困難である．糖尿病治療の難しさの一つに低血糖をいかに回避するかがある．SU剤やインスリンは不必要な時間に体内に相対的に多い量のインスリンが入り低血糖を起こす可能性が高くなる．高血糖は認知症の危険因子であるが[1]，低血糖も高血糖と同様に認知症のリスクであることが認められており[2]，高齢者では低血糖を起こさない治療法が求められる．インスリン以外の注射剤ではインクレチン受容体作動薬のGLP-1があり，単独使用では低血糖はまれとされるが他剤との併用ではやはり低血糖を起こす可能性はある．低血糖を未然に防止するためには，血糖自己測定法（SMBG）による1日複数回の血糖の測定

が血糖の変動を知り低血糖や高血糖を早期にとらえる上で有用である．しかしながら，現在の法規制では SMBG は医行為となるため医師の指示のない施行は認められず，介護士による血糖の測定はできない．訪問看護によるSMBG は可能である．

　介護施設でインスリン療法中に低血糖昏睡で病院に転送されたケースを示す．

## 症例提示

86 歳女性，身長 156cm，体重 50.0kg，BMI 20.5

〔既往歴〕 高血圧，心房細動

〔家族歴〕 糖尿病なし

〔現病歴〕 50 歳代より糖尿病があり，血糖管理はインスリンで行われており，血糖高値が続きインスリン量が増大し持効型インスリン，インスリングラルギン（ランタス・ソロスター）を 1 日 20 単位とグリベンクラミド（ダオニール）10mg，ボグリボース（ベイスン）(0.3)3T を使用していた．2014 年 8 月 5 日 6:00AM，朝息子さんが訪問したとき，倒れているのを発見し，低血糖と考えおにぎりを食べさせて意識は回復したが，家族に連れられて当院を受診した．血糖値は

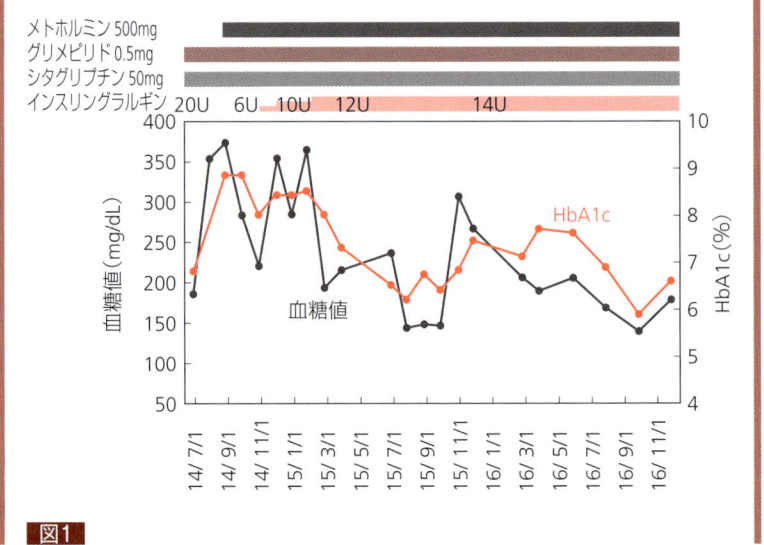

図1

40mg/dL で外来ではせん妄状態にあり 50％ブドウ糖 40mL を静注し意識は回復した．前日の夜は食事の摂取をしなかったとのことであった．精査のため入院となった．

〔理学所見〕来院時はせん妄状態であったが入院時は意識清明．胸部異常所見なし．腹部異常所見なし．下腿浮腫なし．動脈拍動：足背，後頸骨なし，膝窩あり

〔検査所見〕CRP 0.45mg/dL，HbA1c 6.2%，血糖値 187mg/dL，Alb 3.8g/dL，AST 23IU/L，ALT 16IU/L，Cr 0.57mg/dL，Na 141mEq/L，K 4.2mEq/L，LDL-C 102mg/dL，TG 77mg/dL，HDL-C 63mg/dL，WBC 4200/$\mu$L，Hb 12.8g/dL，sCPR 1.0ng/mL，CPI 0.535

胸部 X 線：異常陰影なし．CTR＝165/282＝0.581，ECG AF，V$_{3-6}$ で ST 低下，脳 CT：前頭葉の萎縮（＋），明らかな高・低信号病変なし

〔経過〕1400kcal を提供しランタス，ダオニール，ベイスンを中止し，シタグリプチン（ジャヌビア）50mg のみで血糖値の経過を追った．食後の血糖値は早朝空腹時，昼食前が高値であったが早期退院を希望されたため，グリメピリド（アマリール）0.5mg を追加し 5 日目に退院し外来観察とした．退院後の初回外来受診時の 8 月 14 日の食後血糖値は 355mg/dL と高値でアマリールを 1mg に増量した．11 月 20 日，血糖値 221mg/dL，HbA1c は 8.0％にてランタス・ソロスターを昼 6U で再開した．その後，ランタス・ソロスターは漸増し 14U に増量されたが，2016 年 10 月 3 日食後血糖値 140mg/dL，HbA1c 5.9％でランタス・ソロスターを 14U より 10U に減量した．血中 CPR 値よりはある程度のインスリンは分泌されているが，完全にインスリンを中止するとコントロールは難しい症例である．また，どうしても間食を防げないことによる高血糖も見られる．現在は，SMBG は時々 1 日 1 回程度看護師に施行してもらい，月 1 回外来通院をしてもらって HbA1c は 7％台で低血糖も起こしていない．

〔考察〕高齢者糖尿病は自立できない状態では食事の管理と薬剤の管理が難しく，特に低血糖を起こしやすいインスリンや SU 剤などの血糖降下薬の使用を控える必要があるが，実臨床ではこの症例のように

どうしてもインスリンや少量の SU 剤が必要とされるケースもある.そのような場合には頻回の受診と SMBG を利用して介護者との密接な連携によりきめ細かい管理を行えば事故は予防できるであろう.食事療法をいかに遵守させ,適切な薬物投与の実践（未実施や過量投与の防止）と日常の精神面を含めた生活全般の管理が一番重要であろう.

### 【治療上の注意点】

腎機能低下例でのビグアナイドの使用や特に女性でのチアゾリジン誘導体の使用では浮腫,心不全の誘発,骨折の可能性があるので注意を要する.インクレチン関連薬（DPP-4 阻害薬,GLP-1 製剤）での便秘症,イレウスの可能性にも注意を要する.インスリンの自己注射ができる症例でも,視力障害がありインスリン注射量の文字の認識が困難なことがあり,自分に必要とされるインスリンの量の認識ができない場合もある.また,十分に皮下投与できていないことがあり介護者による介助が必要である（過量に使用したり,インスリンの回数を間違えることがある）.

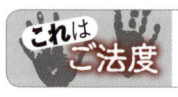 食事療法を行わずに,いきなり,血糖降下薬を使用しないこと

### 【参考文献】

1) Chatterjee S, Peters SAE, Woodward M, et al. Type 2 Diabetes as a Risk Factor for Dementia in Women Compared With Men: A Pooled Analysis of 2.3 Million People Comprising More Than 100,000 Cases of Dementia. Diabetes Care. 2016; 39: 300–7.

2) Rachel A, Karter AJ, Yaffe K, et al. Hypoglycemic Episodes and Risk of Dementia in Older Patients With Type 2 Diabetes Mellitus. JAMA. 2009; 301(15): 1565–72.

〈佐々木憲裕〉

第5章 様々な現場における問題点と対処のコツ

# 5 在宅管理での問題点と対処のコツ
## （在宅管理の概論と主な対処法）

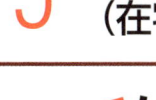

1 在宅における高齢者の糖尿病治療は，本人の ADL や服薬アドヒアランス，家族や医療・介護職のサポート体制を十分に考慮し，決定する．

2 在宅医療の適応となる通院困難者の場合，運動療法はやや非現実的．非薬物療法では食事療法の順守が最重要である．

3 食事が摂れていない場合のインスリン，経口血糖降下薬による低血糖に注意する．経口血糖降下薬は，原則としてすべて一包化から外しておく．

4 薬物療法としては，高齢者においてはメトホルミン（腎機能の評価が必要）の他に，週 1 回で管理できる薬剤がある DPP-4 阻害薬や GLP-1 受容体作動薬も有効である．

5 高齢者，特に糖尿病患者は服薬数が多くなりやすいため多剤併用に注意する．多剤併用は，有害事象の頻度を高め，服薬アドヒアランスも低下させる．

6 在宅訪問診療における医学管理は，（医療費の算定要件から）月 2 回程度で行われていることが多い．既存の糖尿病治療薬は最低でも週 1 回以上の間隔での薬剤管理が必要なことから，多職種協働での服薬アドヒアランス確保を目指す．

**Key Words** 在宅医療，多職種協働，薬とケアの最適化，行動変容，チーム・モニタリング

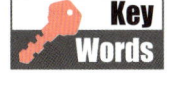

72 歳男性，無職

〔病歴〕2 型糖尿病歴 20 年，妻同居（至 施設入所）

〔検査所見〕身長 168cm，体重 65kg，BMI 23，家族歴: 母，飲酒・

JCOPY 498-12378

## 5. 在宅管理での問題点と対処のコツ（在宅管理の概論と主な対処法）　*179*

喫煙歴：なし

血圧 126/74mmHg，血糖 424mg/dL，HbA1c 11.2%，TC 213mg/dL，TG 66mg/dL，Cre 0.61mg/dL，尿蛋白（－）

【糖尿病関連服薬】

グリメピド（アマリール）1mg 2×朝夕

アログリプチン安息香酸塩 / ピオグリタゾン塩酸塩（リオベル LD）1×朝

〔**臨床経過**〕1994 年より 2 型糖尿病，2011 年頃よりアルツハイマー型認知症，認知機能の悪化により通院困難となり，2014 年 11 月より在宅訪問診療を開始した．在宅訪問診療を開始した当初は，昼夜逆転や徘徊が喫緊の問題であり，四環系抗うつ薬や非定型抗精神病薬の調整をしながら認知症の BPSD（行動・心理症状）をコントロールし，糖尿病に対する薬物療法を行う方針であったが，介護力の問題もあり，ほどなく入院加療，その後施設入所（転院）となる．2016 年 2 月頃から活動性の低下があり，他院の往診医は血糖コントロール不良によるものと考えていたが，同 3 月に両側慢性硬膜下血腫が認められ，緊急手術．この時点での HbA1c は 10.1%とコントロール不良であり，周術期にはインスリン持続注射にて対応．その後経管栄養・食事再開後は強化インスリン療法が行われた．最終的には昼食前：持効型溶解インスリン（トレシーバ 4 単位），レパグリニド（シュアポスト）1.5mg 3×毎食後，週 1 回トレラグリプチン（ザファテック）100mg にて HbA1c 6.8%，空腹時血糖 100mg/dL 前後，随時血糖 180mg/dL 前後に改善された．この退院時，施設転居により同 6 月より再度当院が在宅訪問診療に入り，インスリンを漸減中止の方向でコントロールし，「薬とケアの最適化」を目指した．インスリン中止後，一時は HbA1c 9.0%，空腹時血糖 200mg/dL 前後，随時血糖 270mg/dL 前後まで上昇したが，食事量を半量（主食）に制限し，その後は HbA1c 8.0%，空腹時血糖 180mg/dL 前後，随時血糖 250mg/dL 前後で推移している．インスリンを中止したことで本人の QOL が上がり，食事制限にも抵抗はなく，現在は精神状態も安定している．今後の血糖コントロールにおいては，低血糖リスクを鑑み，レパグリニドをメ

180 第5章 様々な現場における問題点と対処のコツ

トホルミンに変更し用量調整を行っていく方針である.

### 症例呈示 2

74歳女性，無職

〔病歴〕2型糖尿病歴25年，独居

その他，パニック障害，高血圧症，狭心症，心身症，自律神経失調症

〔検査所見〕身長152cm，体重64kg，BMI 27.7

飲酒・喫煙歴：なし

血圧142/90mmHg，血糖218mg/dL，HbA1c 8.4%，TC 173mg/dL，TG 101mg/dL，Cre 0.80mg/dL，尿蛋白（＋），尿糖（2＋）

〔臨床経過〕パニック障害による不安発作が強まり，外出できなくなったため2012年10月より訪問診療を開始．1990年代は食事療法不良によりHbA1c 9〜10%で推移し，2000年よりインスリンを併用，HbA1c 8%台で推移した．インスリンの他に15種類もの薬剤を服用しており，「薬とケアの最適化」を目指しながら糖尿病管理を行った．まず，当院の精神保健福祉士による精神科訪問看護の導入や診療時の傾聴を主体としたカウンセリングなどにより，ケアを充実させ，向精神薬の減量・中止を行った．ADLは保たれていたため，食事療法の他に運動療法を促し，2013年3月頃にはHbA1c 7.0%，空腹時血糖120mg/dL，随時血糖150mg/dL前後で推移した．この段階でアログリプチン/ピオグリタゾン（リオベルHD）1×朝の服用の他，インスリンを12単位に変更，血糖値の低い日はインスリン中止として糖尿病コントロールを行った．その後も順調に推移したため，同年5月にインスリンを中止．リオベルHDのみで加療していたが，徐々に悪化し2014年11月，HbA1c 7.8%の段階でメトホルミン（メトグルコ）250mg 2×朝夕を追加．2015年に入り体重が10kg近く落ちたこともあり，HbA1c 6.2%の段階で，リオベルHDを中止とした．その後はメトホルミン（メトグルコ）500〜1000mg/日で良好なコントロールが保てている．この症例では多剤併用が一つの課題であったが，最終的にはインスリンと15種類の内服薬だったものを，6種類の内服だけで医学管理することができ，本人のQOLも目に見えて向上した．

**JCOPY** 498-12378

5. 在宅管理での問題点と対処のコツ（在宅管理の概論と主な対処法）　*181*

**表1** 処方介入前

**【糖尿病関連服薬】**

| | | |
|---|---|---|
| グリメピド（アマリール） | 1mg 4T | 2×朝夕 |
| ボグリボース（ベイスンOD） | 0.3mg | 3×毎食後 |
| 持効型溶解インスリン（ランタス注ソロスター） | 20単位×朝 | |

**【その他服薬】**

| | | |
|---|---|---|
| 一硝酸イソソルビド（アイトロール） | 20mg | 1×朝 |
| マニジピン塩酸塩（カルスロット） | 10mg | 1×朝 |
| アテノロール（テノーミン） | 25mg | 1×朝 |
| カンデサルタン（ブロプレス） | 2mg | 1×朝 |
| アスピリン（バイアスピリン） | 100mg | 1×朝 |
| エルデカルシトール（エディロールカプセル） | 0.75μg | 1×夕 |
| スルピリド（ドグマチール） | 50mg | 1×夕 |
| アトルバスタチン（リピトール） | 5mg | 1×夕 |
| センノシド（プルゼニド） | 12mg 2T | 1×夕 |
| エスシタロプラム（レクサプロ） | 10mg | 1×夕 |
| ニコランジル（シグマート） | 2.5mg 2T | 1×就寝前 |
| トリアゾラム（ハルシオン） | 0.125mg | 1×就寝前 |
| アルプラゾラム（ソラナックス） | 0.4mg 0.5T | 2×朝夕 |
| | | 計16種類 |

↓

**表2** 処方介入後

**【糖尿病関連服薬】**

| | | |
|---|---|---|
| メトホルミン（メトグルコ） | 500mg 2T | 2×朝夕 |

**【その他服薬】**

| | |
|---|---|
| アトルバスタチン（リピトール） | 10mg |
| アジルサルタン（アジルバ） | 20mg |
| アスピリン / ランソプラゾール（タケルダ） | |
| 酸化マグネシウム（マグミット） | 330mg |
| 一硝酸イソソルビド（アイトロール） | 20mg |
| | 計6種類 |

## 1 基本事項と留意点

　在宅訪問診療（※在宅医療）を中心に行う診療所では，1日に十数件の訪問先に対し，ルートを決めて順に訪問診療していくことが多い．そのため，空腹時血糖を診療時に計測することは難しい．血糖管理が著しく悪い場合には血糖自己測定器の導入を検討する．在宅訪問診療の適応は通院困難であることが条件であり，大多数が複数の疾患を抱えた高齢者である．血糖の厳密過多な管理は，時として患者の QOL・QOD を著しく低下させるため，総

合的な医学管理の一部として糖尿病管理を行っていくことが重要である．高齢になるほど，この傾向は強まる．今回の症例では，2例とも本人にインスリンに対する抵抗がみられたため，じっくりとインフォームドコンセントを行い，インスリンの中止に至った．在宅医療は一般的な外来診療よりも多くの時間を診察に割くことができ，患者が実際に生活している在宅療養現場に訪問することからも，生活様式の変更に伴う関わりを持ちやすいと言える．通常の食事の他に，糖分を多く含んだ飲料の摂取や，飴などの菓子を多食するなどの見落としがちな傾向を見つけたりすることも多い．このような好ましくない習慣などに対して，患者やその家族も含めて「行動変容」させて行くことは，在宅医の一つの責務である．現代の疾病構造は，急性期疾患から生活習慣病などに代表される慢性疾患へと移行し，利用者の医療・福祉施設との関係は長期化の一途を辿っている．その中で医師は，患者の薬物療法に限らず，運動・食事療法など，生活様式の変更を伴う多面的な関わりを持つ必要がでてきたのである．施設における食事療法の導入には，施設スタッフも含めた話し合いにより食事の減量を定め，その他の飲食物の注意喚起を行っていくが，独居の場合は在宅訪問管理栄養士の導入も一考する．

　在宅医療の介入となる段階の糖尿病患者は，既に罹患して何十年も経過しているような方が多い．薬物療法では，現在の内服はもちろんのこと，これまでの糖尿病管理の経緯をできるだけ把握し，現状の検査結果と突き合わせて選定を行う．使いやすさから検討していくと，腎機能の評価をしつつメトホルミンや，週1回で管理できる薬剤があるDPP-4阻害薬，GLP-1受容体作動薬も在宅での管理に有効であると考えられる．食事が摂れていない場合のインスリン，経口血糖降下薬による低血糖に注意し，経口血糖降下薬は原則としてすべて一包化から外しておく．

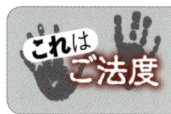 在宅糖尿病管理で最も注意が必要なのは低血糖．薬剤の一包化は服薬アドヒアランスを高めるが，食事量が安定しない患者での経口血糖降下薬の一包化は行わない．

## より理解を深めるためのワンポイント

### 在宅医療とは

　広義に病院外で行う医療全般のことを指すが，狭義には，医師のほか，看護師，薬剤師や理学療法士らの医療関係者が，通院困難な患者宅を定期的に訪問して行う，計画的・継続的な医学管理・経過診療のことである．平成18年の医療法改正により，24時間体制で往診や訪問看護を実施する診療所として，「在宅療養支援診療所」が新設され，自宅でのターミナルケアや慢性疾患の療養などへの対応が期待されている．

## 2 多剤併用からの脱却

　在宅療養の現場では薬物の適正利用と適切な医療サービス，施設利用を含めた介護サービスが求められる．高齢者，特に糖尿病患者は，様々な関連疾患を抱え，複数の診療科を受診しているケースが多い．各科で処方された必ずしも適正とは言えない多種類・大量の薬物を飲んでいたり，家庭内に大量の残薬が貯まっていたりすることがある．高齢者であること，糖尿病患者であることは，それぞれ服薬数増加の危険因子であると言える（図1，2）

　今後，こうした多剤併用からの脱却は在宅療養患者に関わらず重要になっ

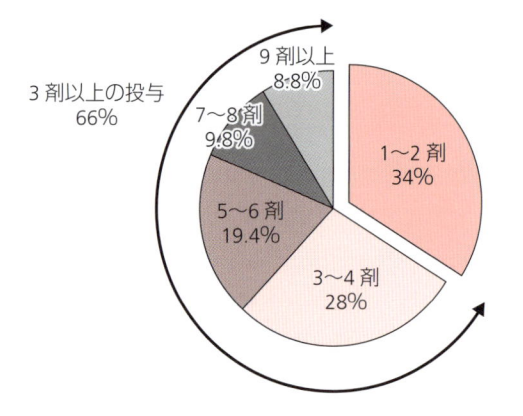

**図1** 糖尿病患者における服薬数（厚生労働省平成20年社会医療診療行為別調査より）

第5章　様々な現場における問題点と対処のコツ

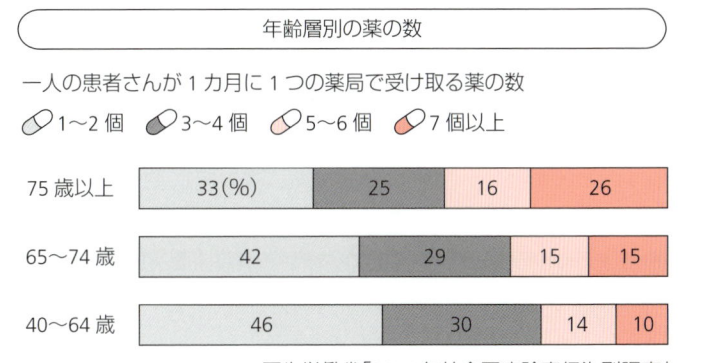

図2　年齢層別の薬の数（高齢者が気をつけたい多すぎる薬と副作用）
（日本医療研究開発機構研究費「高齢者の多剤処方見直しのための医師・薬剤師連携ガイドに関する研究」研究班, 日本老年薬学会, 日本老年医学会, 編）

てくると考えられる．薬剤が少なくなれば，飲み忘れや飲み間違いの多い高齢者も，服薬が簡単で正確になる．介護担当者・家族にとっても服薬回数が減ることはその他のケアに時間を振り分けられるというメリットもある．厚生労働省によると，75歳以上の患者における潜在的な飲み忘れによる年間薬剤費は500億円にも上るとの推計もあり，薬物の最適利用は経済的側面からも期待されるところが大きい．症例呈示2における処方介入前の1日薬価は874円なのに対し，処方介入後は387円であり，その差1日で487.4円である．年間にすると約18万円の医療費削減が見込めることになる．

## 3　チェックポイント

　在宅に限らず，糖尿病の管理の上で重要なのは3大合併症（糖尿病性神経障害・糖尿病性網膜症・糖尿病性腎症）の早期発見とその注意喚起，啓発である．神経障害に関しては問診，視診，触診を基本とし，手足の痺れなどの自覚症状の確認を行う．血糖コントロールが悪い状態が長く続くと，神経障害や血流障害により，足の靴ずれや踵の褥瘡などの痛みが鈍化し，創傷部が化膿しやすくなる．そこから壊疽を起こしていく可能性もあるため，靴下を脱がし，足のチェックは欠かさず行う．網膜症に関しては，必要に応じて連携医療機関に紹介し，眼底検査を行うことが望ましい．在宅では難しい検

査は，病診連携・診診連携により実施していく．元来通院困難であるため，定期的な各種検査は難しくもあるが，本人の体調や介護者の協力体制など，機会を図り受診勧奨を行う．長い在宅療養期間の中で急性疾患により入院をすることもあり，ここぞとばかりに並行して他科の検査を勧奨したいところではあるが，DPC を導入している病院では断られることもあり，制度的な課題も感じる．腎症に関しては血液検査による血清クレアチニンと尿素窒素（BUN）検査を主体に，必要に応じて尿アルブミンの検査を行う．

　大きな設備をふんだんに使う重厚長大型の病院医療だけでなく，軽薄短小型の身軽な医療とハイブリッド化が重要な時代となり，在宅医療は，外来・入院と並んで日本の3つめの柱になりつつあるといえる．在宅医療現場では多職種でのチーム・モニタリングが重要である．糖尿病治療の成否は，患者（その家族・介護者）の治療法に対する理解と実践にかかっている．押し付けるような指導ではなく，そっと背中を押して促すような援助を多職種で行っていくため，カウンセリングやコーチングを丹念に行う必要がある．

〈髙瀬義昌〉

# 索　引

## あ行

| | |
|---|---|
| 亜鉛 | 60 |
| アドヒアランス | 120 |
| アルツハイマー病 | 18, 142 |
| 医科歯科連携下 | 71 |
| 易感染性 | 148 |
| 異所性脂肪 | 3 |
| インスリン | 108, 120, 130, 172 |
| インフルエンザ・ワクチン | 97 |
| うつ | 18, 20 |
| うつ病 | 31 |
| 運動療法 | 156 |
| 栄養評価 | 161 |
| エネルギー | 58 |
| 嚥下機能低下 | 68 |
| 嚥下調整食 | 57 |
| エンドオブライフ | 102 |

## か行

| | |
|---|---|
| 介護サービス | 150 |
| 介護施設 | 172 |
| 介護保険 | 173 |
| 加齢・性 | 24 |
| 癌 | 166, 168 |
| 感染 | 69, 70 |
| 感染症 | 166, 170 |
| 感染防止策 | 97 |
| 希死念慮 | 31 |
| 基礎代謝 | 56 |
| 基本チェックリスト | 52 |
| 基本的 ADL（BADL） | 9, 19 |
| 急性腎盂腎炎 | 96 |
| 教育 | 120 |

| | |
|---|---|
| 強化インスリン療法 | 138 |
| 薬とケアの最適化 | 178 |
| グリニド薬 | 129 |
| グルコーススイング | 136 |
| 経口摂取再開時期 | 164 |
| 軽度認知障害 | 110 |
| 劇症 1 型糖尿病 | 143 |
| 血管性認知症 | 18 |
| 血糖コントロール | 111 |
| 　　悪化 | 154 |
| 　　目標 | 10, 116, 117 |
| 血糖自己測定 | 172 |
| 健康寿命 | 23, 107 |
| 高インスリン血症 | 6 |
| 抗凝固剤使用患者 | 163 |
| 口腔フレイル | 65, 70 |
| 抗血小板剤使用患者 | 163 |
| 高血糖 | 111, 137 |
| 咬合支持喪失 | 68 |
| 高浸透圧高血糖症候群 | 96 |
| 行動・心理症状 | 37 |
| 行動・心理徴候 | 115 |
| 行動変容 | 92, 178 |
| 抗認知症薬 | 35, 41 |
| 抗不安薬 | 40 |
| 高齢化率 | 100 |
| 高齢者医療 | 100 |
| 高齢者手術 | 161 |
| 高齢者総合機能評価 | 4, 150, 158 |
| 高齢者糖尿病 | 10 |
| 　　血糖コントロール目標 | 44 |
| 高齢者 1 型糖尿病 | 137 |
| 呼吸器感染症 | 95 |
| 骨格筋指数 | 22, 26 |

| | |
|---|---|
| 骨折 | 18, 19 |

## さ行

| | |
|---|---|
| 在宅医療 | 101, 178 |
| 在宅診療 | 99 |
| サルコペニア | 1, 3, 16, 18, 22, 25, 75 |
| サルコペニア肥満 | 142 |
| 死因 | 167 |
| 自覚的運動強度 | 77 |
| 四肢骨格筋指数 | 2 |
| 歯周病 | 69 |
| 歯周病原細菌 | 69, 70 |
| 自信 | 86 |
| 事前指示書 | 99, 103 |
| 持効型インスリンの選択 | 146 |
| シックデイ | 95, 120, 124 |
| 実行機能 | 111 |
| 周術期管理 | 161 |
| 重症低血糖 | 111 |
| 終末期 | 102 |
| 手段的 ADL（IADL） | 9, 19 |
| 障害 | 19 |
| 術後高血糖 | 161 |
| 術後輸液量 | 164 |
| 食習慣 | 89 |
| 食事療法 | 117, 156 |
| 食欲不振 | 61 |
| 自立度 | 22 |
| 腎機能低下 | 126 |
| 身体的不活動 | 75 |
| 心理 | 86 |
| 心理学的抵抗 | 87 |
| 心理状況 | 91 |
| 推算糸球体濾過率 | 126, 128 |
| 睡眠導入剤 | 39 |
| スルホニル尿素（SU）薬 | |
| | 120, 123, 129 |
| 精神疾患 | 41 |
| 精神症状 | 37 |
| 生物学的寿命 | 23 |
| 責任インスリン | 78 |

| | |
|---|---|
| 摂食嚥下障害 | 54, 57, 58 |
| せん妄状態 | 35 |
| 双極性障害 | 31 |
| 咀嚼機能 | 65, 66 |
| 咀嚼能力 | 69 |
| 咀嚼力低下 | 68 |
| 速効型インスリンの持続静注 | 96 |
| 速効型インスリン分泌促進薬 | 129 |

## た行

| | |
|---|---|
| ターミナルケア | 106 |
| 退院支援 | 154 |
| スクリーニング | 158 |
| チーム | 150 |
| 体組成 | 56 |
| 体組成変化 | 54 |
| 多剤併用 | 183 |
| 多職種協働 | 178 |
| 多職種連携 | 53 |
| 脱強化療法 | 108, 116 |
| 脱水（症） | 58, 161 |
| 多要素の運動 | 118 |
| 単純なスライディング・スケール法 | |
| | 97 |
| チアゾリジン誘導体 | 130 |
| チーム・モニタリング | 178 |
| 注射アドヒアランス | 137 |
| 超高齢社会 | 100 |
| 治療可能な認知症 | 35 |
| 低栄養 | 54, 61, 62 |
| 低血糖 | 1, 6, 9, 108, 126, |
| | 137, 150, 156, 172 |
| 構造的な教育 | 116 |
| デュアルタスク運動 | 73, 84 |
| 転倒 | 18, 19, 150 |
| 糖尿病 | |
| 合併症 | 150, 156 |
| 患者の死因 | 10 |
| 教育入院 | 154 |
| 療養指導チーム | 150 |
| トークテスト | 77 |

## な行

| | |
|---|---|
| 内服管理 | 12 |
| 尿失禁 | 20 |
| 尿路感染症 | 20, 95, 96 |
| 認知機能 | 9 |
| 　障害 | 111 |
| 　低下 | 18 |
| 　スクリーニング検査 | 113 |
| 認知症 | 1, 2, 18, 34, 65, 108, 110, 111, 140, 150, 172 |
| 　重症度判定 | 115 |
| 　診断 | 114 |
| 　治療 | 115 |
| 　薬物療法 | 116 |
| 脳血管性認知症 | 142 |

## は行

| | |
|---|---|
| 肺炎 | 95 |
| 肺炎球菌ワクチン | 98 |
| 肺結核 | 95 |
| 敗血症 | 95, 96 |
| 排尿障害 | 18, 20 |
| 長谷川式認知症スケール | 13 |
| バッテリーテスト | 73, 76 |
| バランス運動 | 73, 79 |
| 皮下ブドウ糖濃度 | 139 |
| ビグアナイド薬 | 130 |
| 微小妄想 | 31, 33 |
| 必須アミノ酸 | 27 |
| 貧血 | 148 |
| フットケア | 79 |
| 不眠 | 31, 32, 39 |
| プラークコントロール | 67 |
| フレイル | 1, 3, 16, 22, 75, 86, 137 |
| フレイルサイクル | 62, 63 |
| プレフレイル | 24 |
| 変化ステージ | 92 |
| 包括的高齢者機能評価 | 44, 47 |

## ま行

| | |
|---|---|
| 味覚障害 | 54, 59, 60 |
| 味覚の変化 | 59 |
| 看取り | 99, 103 |
| 無症候性細菌尿 | 96 |
| メディカルチェック | 77 |
| メトホルミン | 123 |
| 妄想 | 33 |

## や行

| | |
|---|---|
| 薬物療法 | 155 |
| やる気 | 86, 93 |

## ら行

| | |
|---|---|
| リアルタイムCGM | 138 |
| リアルタイムCGM 付き CSII | 145 |
| レジスタンス運動 | 79, 118 |
| 老年期うつ病スクリーニング検査 | 32 |
| 老年症候群 | 4, 18, 24, 137 |
| ロコモティブシンドローム | 22, 29, 75 |

## 欧文

| | |
|---|---|
| α - グルコシダーゼ阻害薬 | 131 |
| AD | 18, 142 |
| ADL | 108 |
| 　低下 | 19 |
| BADL | 48 |
| Barthel Index | 13 |
| BPSD | 115 |
| CGA | 4, 44, 47, 150, 158 |
| CGA7 | 51 |
| CGM | 143 |
| CSII（continuous subcutaneous insulin infusion） | 138 |
| CSII 認知症 | 137 |
| DASC–21 | 44, 50 |
| DCCT EDIC | 16 |
| DNAR | 99 |
| DPP–4 阻害薬 | 131 |

eGFR（estimated glomerular filtration rate）　126, 128
GLP-1 受容体作動薬　124, 134
glucose swing　136, 142
HHS　96
IADL　48
Lawton index　13
MCI（mild cognitive impairment）　18, 110, 143, 144
MDI（multiple daily injection）　137, 138
MMSE　13
multi-morbidity　101
*Porphyromonas gingivalis*　69
RPE　77

SAP　138, 145
SGLT2 阻害薬　124, 134
SG（sensor glucose）　139
SMBG　172
SMI（skeletal muscle index）　26
SU（スルホニル尿素）薬　120, 123, 129
UKPDS　80　16
VaD（vascular dementia）　18
VD　142

## 数字

1 型糖尿病の血糖コントロール目標　139
24 時間ルール　99, 103

ここが知りたい！

**高齢者糖尿病診療ハンドブック**　　　ⓒ

| 発　行 | 2017 年 5 月 25 日　1 版 1 刷 | |
|---|---|---|
| 監修者 | 横　手　幸太郎 | |
| 編著者 | 栗　林　伸　一 | |
| | 岩　岡　秀　明 | |
| 発行者 | 株式会社　中外医学社 | |
| | 代表取締役　青　木　　滋 | |
| | 〒162-0805　東京都新宿区矢来町 62 | |
| | 電話　　　（03）3268-2701（代） | |
| | 振替口座　　00190-1-98814 番 | |

印刷・製本/三和印刷（株）　　　　　　　＜KS・HO＞
ISBN978-4-498-12378-6　　　　　　Printed in Japan

**JCOPY** ＜（株）出版者著作権管理機構 委託出版物＞

本書の無断複写は著作権法上での例外を除き禁じられています.
複写される場合は，そのつど事前に，（社）出版者著作権管理機構
（電話 03-3513-6969，FAX 03-3513-6979，e-mail: info@jcopy.
or. jp）の許諾を得てください.